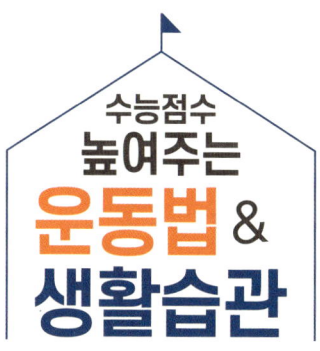

수능점수 높여주는
운동법 & 생활습관

조민해 지음

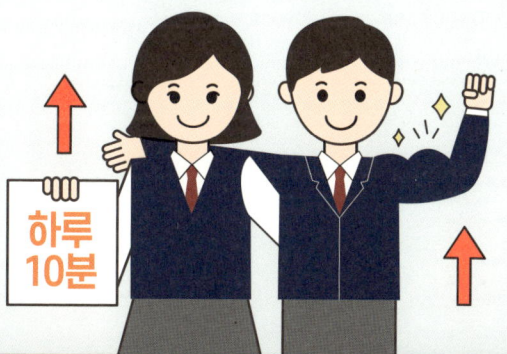

하루 10분

건강신문사
kksm.co.kr

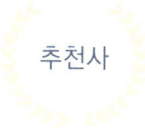

추천사

"많은 의과학자들이 운동의 뇌 기능 활성화 효과 밝혀"

전 대한의사협회장 주수호

미국 하버드 의대 존 레이티 교수를 비롯한 전세계 많은 의과학자들이 뇌 기능의 활성화에 운동이 효과적이라는 사실을 밝혀내고 있습니다. 운동으로 혈액 흐름이 좋아지면 몸은 물론 두뇌 활동도 좋아져 당연히 집중 학습 능력이 높아집니다. 이 책은 바쁜 수험생도 틈틈이 실내에서 할 수 있는 운동법을 따라하기 쉽게 소개하고 있습니다. 바른 자세로 공부하고 꾸준히 운동하면 학습에 크게 도움이 될 것입니다.

◆◆◆

"어떤 운동을 어떻게, 어느 정도 해야 하는지 자세히 소개"

정형외과 전문의, 동서울병원장 유기호

운동을 한다고 해서 모두 효과가 있는 것은 아닙니다. 운동의 종류, 방법, 시간 등에 따라 효과도 달라집니다. 이 책은 많은 운동 중에서도 특히 학생들의 처한 상황에 맞추어 짧은 시간 실내에서 할 수 있는 효과적인 운동법을 조목조목 소개하고 있습니다. 이 책을 읽으면서 바른 자세에 대해 고찰하고 책에 소개된 운동을 실천해주신다면 많은 도움이 될 것입니다.

◆◆◆

"수험생들에게 꼭 추천해드리고 싶은 책"

한국체육대학교 교수 김수잔

 이 책은 학생들의 눈높이에 맞춰 이해하기 쉽게 쓰인 실용도서입니다. 특히 공부를 하다보면 체력 저하를 호소하는 학생들이 있게 되는데, 기본인 체력을 강화시키는 운동법에 대한 책의 내용이 학생들에게 큰 도움이 될 것으로 생각합니다. 또한 운동의 구성이 대체적으로 따라 하기 쉬운 동작들로 구성되어 있어서 누구라도 쉽게 따라 할 수 있으며, 학생들에게 필요한 생활습관에 대해서도 언급해주고 있어서 수험생들에게 꼭 추천해 드리고 싶습니다.

◆◆◆

"학생들이 집에서도 간단히 할 수 있는 운동"

강일고등학교 교사 김형주

 교사로 수년간 근무하면서 수많은 학생들을 보았습니다. 운동을 좋아해서 하는 학생이 있는 반면 그렇지 않은 학생도 상당수 있습니다. 그러나 이런 호불호와는 무관하게 공통적으로 학생이 따로 시간을 투자해 어딘가로 나가 운동을 한다는 게 쉽지는 않습니다. 이 책에 나온 여러 가지 운동법은 다양한 운동 효능을 가지고 있으며 집에서도 간단히 할 수 있는 운동이기 때문에 실제로 학생이 활용할 수 있을 것 같습니다.

❖❖❖

"체력이 뒷받침돼야 공부와 업무능력 높아"

트레이너 전상현

　13년간 입시생부터 다양한 직업군을 1000명 이상 지도했습니다. 이 결과 모든 분들의 공통된 점은 체력이 뒷받침 되지 않는다면 공부나 업무의 능률이 떨어질 수 있다는 것입니다. 그만큼 체력이 우리에게 중요하며 꼭 뒷받침 되어야만 공부와 업무의 능률을 높일 수 있습니다. 그런 점에서 이 도서는 입시생은 물론이고 공부를 하는 수험생에게도 많은 도움이 될 것이라고 생각합니다.

❖❖❖

"책에 나온 간단한 운동만으로도 기본 체력 단련"

필라테스 강사 김세정

　필라테스 강사 일을 하면서 '체력이 안돼서 힘들어요.' '식단을 어떻게 짜야할지 모르겠어요.'라는 말을 회원들에게 가장 많이 듣습니다. 그런 점에서 이 책은 집에서도 간단하게 기본 체력단련을 할 수 있게 해주며, 학생에게 필요한 균형 잡힌 식습관을 만들 수 있도록 도와 줄 수 있을 것 같습니다. 또한 책에 나온 간단한 운동만으로도 충분히 바른 자세를 잡는데 도움이 될 수 있으며 일상생활에서 어렵지 않게 할 수 있기 때문에 입시생뿐만 아니라 다양한 직업군의 사람들에게도 필요한 책이라고 생각합니다.

CONTENTS

추천사	전 대한의사협회장 **주수호** / 정형외과 전문의 **유기호** / 한국체육대학교 교수 **김수잔** / 강일고등학교 교사 **김형주** / 트레이너 **전상현** / 필라테스 강사 **김세정**	5
프롤로그	대입을 준비하는 학생들에게	12
PART 1	운동을 하면 왜 수능 점수가 올라갈까?	15
	어렴풋이 들어본 운동의 효능	16
	24시간이 모자라	18
	운동을 하면 성적은 반드시 오른다	21
PART 2	대입 준비 이렇게 하자	25
	적어도 '이' 대학은 가야지	26
	아무리 공부해도 성적이 오르지 않는다	28
	공부가 다는 아니다	30
	시험에 최적화된 몸을 위한 운동법과 식단	33
	수면 부족, 이렇게 해결하자	35
PART 3	성적이 올라가는 운동법의 비밀	39
	이런 운동을 하면 성적향상에 도움이 된다	40
	체력으로 받쳐주고 집중력으로 끌어 올리자	44
	책상, 그리고 틀어진 자세	46
	살찌는 게 당연한 건 아냐, 비만은 병이다.	48
	나에게 맞는 운동 시간대와 빈도	51

PART 4　하루 10분, 성적을 올리는 '대입' 운동법　55

1　한 학기 체력을 만들어주는 운동
마운틴 클라이머　58
니업　60
플랭크 잭　62
버피 테스트　64

2　집중력 향상을 돕는 운동
플랭크　68
사이드 플랭크　70
덩키 킥　72
데드리프트　74
슈퍼맨　76
원더우먼　78

3　목덜미가 뻐근하고 뭉친다면 거북목 개선 운동
거북목 개선 스트레칭 – 목 뒤　82
거북목 개선 스트레칭 – 목 앞　84
거북목 개선 스트레칭 – 목 옆　86
거북목 개선 강화 운동　88

CONTENTS

4 가장 많은 통증을 유발하는 말린 어깨, 굽은 등 개선 운동
    말린 어깨 개선 스트레칭-1   92
    말린 어깨 개선 스트레칭-2   95
    말린 어깨 개선 강화 운동   97
    굽은 등 개선 스트레칭-1   99
    굽은 등 개선 스트레칭-2   101
    굽은 등 개선 강화 운동   104

5 비만도 문제가 된다! 비만 학생을 위한 다이어트 운동
    점핑잭   108
    사이드 니업   111
    암 워킹   113
    스텝 버피 테스트   117

6 잠을 쫓아주는 스트레칭
    하체 풀어주기   122
    고관절 골반 풀어주기   124
    골반 허리 풀어주기   126
    등, 어깨, 목 풀어주기   128

PART 5	'대입' 운동법 실천 이렇게 하라!	131
	시작 전 체크 사항	132
	4주 반짝 방학 프로그램(단기)	134
	체형 개선 12주 프로그램	138
	제대로 체력 만들기 12주 프로그램	146
PART 6	입시전쟁을 성공으로 이끌 '대입' 식단	155
	과식이 부른 컨디션 난조	156
	대입 준비생이 다이어트 식단?	158
	식습관을 바꾸면 두뇌 회전이 달라진다	160
	대입 준비생의 평상시 추천식단	163
	수능 당일 점심 도시락 메뉴 추천	169
에필로그	너와 나의 바람	173

프롤로그

대입을 준비하는
학생들에게

지금 이 글을 읽고 있다면 아마도 여러분은 대입을 준비하는 학생일 겁니다. 이 책을 본인이 직접 구매했든지 지인분께 선물 받았든지 일단은 이 책을 읽어주셔서 감사합니다. 좋은 선택을 하셨습니다. 여러분들은 앞으로 다른 학생들보다 한 걸음 앞서 나갈 수 있습니다. 평범한 학생이라면 대학진학에 관하여 어떤 방법으로 공부해야 성적이 오를 수 있는지에 관한 고민만을 할 것입니다. 공부 외적인 방법은 잘 고민하지 않습니다. 심지어 어떤 학생은 공부 방법에 대해서도 고민하지 않고 그냥 열심히만 합니다. 공부를 어떻게 하면 효율적으로 할 수 있을지 그 방법에 대해서 생각하지 않고 그냥 열심히만 하는 학생이 되어서는 안 됩니다. 그리고 자신이 앞으로 나아가게 될 한 걸음의 보폭을 키우고 싶다면 공부 방법과 더불어 그 외적으로 효율을 높여 줄 방법에 대해서 포괄적인 고민을 하셔야 합니다. 지름길이 있다면 굳이 돌아갈 필요가 없다는 것입니다.

대입을 준비하는 학생에게는 문과, 이과, 예체능계열이라는 갈림길이 있습니다. 대학에서 학생을 뽑는 기준 자체가 다양하기 때문에 학생들마다 대입을 위해서 준비하는 과정 자체가 다릅니다. 여러 과목 중에 내가 집중적으로 공부해야 하는 과목이 있고, 나에게 필요하지 않은 과목도 있습니다. 미술, 음악, 운동 등의 학과의 진학을 준비하는 학생 중에는 실기 100%인 전형도 있습니다. 이런 학생이라면 본인은 실기만 잘 준비하면 된다는 생각을 할 겁니다. 하지만 실기 100%의 전형을 준비하는 학생이라도 그 실기를 더 잘 준비하기 위해 체력과 집중력이 필요합니다. 이 책은 학습 효율을 높여 줄 운동법과 식단을 포함하고 있으며 대입을 준비하는 여러분께 하나의 돌파구가 될 것입니다. 이를 잘 활용하신다면 공부효율을 높여 1점이라도 점수를 더 높일 수 있습니다.

앞으로 이 책을 읽으시는 동안 당부드리고 싶은 것이 두 가지 있습니다. 우선 이 책의 내용을 머릿속에 담아두지만 말고 실천해 주세요. '아는 것이 힘이다'라는 말이 있지만 여기서 아는 것만으로는 효과를 볼 수 없습니다. 자신의 몸 상태는 건강해지는 법을 지식으로 알고 있는 것만으로 변하지 않습니다. 바쁜 학생들이 시간을 낭비하지 않도록 짧지만, 효과적인 운동법과 거부감 없는 식단을 짜놓았습니다. 여러분이 하루 동안 낭비하는 아까운 시간 중 조금의 시간이면 충분합니다. 그 몇 분이 여러분의 체력과 집중력을 바꿔줄 것입니다. 나아가 인생을 바꿔줄 것입니다.

　두 번째로 당부드리고 싶은 것은 꾸준함입니다. 운동과 식단 둘 다 꾸준함이 없다면 그 안에서 효과를 기대하기란 어렵습니다. 몇 번 하고 효과를 바라는 것은 너무 성급한 생각입니다. 학생들마다 효과를 보는 시기는 차이가 있을 수 있지만, 꾸준히 몇 주에서 몇 달간 지속한다면 누구나 효과를 보게 될 것입니다.

PART 1

운동을 하면 왜 수능 점수가 올라갈까?

어렴풋이 들어본 운동의 효능

운동의 효능에 대해서는 간접적이나 직접적으로 들으신 경험이 많을 겁니다. 운동이 신체에 좋은 영향을 미친다는 사실은 다들 알고 있지만, 정확히 어떤 점이 좋은지에 대해서는 모르는 경우가 많기 때문에 간단히 짚고 넘어가겠습니다. 아래에 기술해둔 운동에 대한 전반적인 효능에 대해서 읽어 내려가면서 운동을 왜 해야 하는지와 운동과 성적의 상관관계에 대해서도 한번 생각해보시기 바랍니다.

운동의 효능으로는 크게 순환기, 호흡기, 골격근, 대사 기능, 정신적 효과, 이렇게 5가지가 있습니다. 그러나 이는 어디까지나 의학적 편의에 따른 분류일뿐 실제로는 인체의 모든 부분에 영향을 미칩니다.

1. 순환기

- 심근 산소 요구량 감소(맥박수, 이완기 혈압 감소)
- 안정 상태 혈압 감소
- 혈소판 유착 감소 및 섬유소 분해(fibrinolysis) 증가

2. 호흡기

- 최대 환기량 증가 - 운동 호흡수 감소
- 폐확산능 증가

3. 골격근

- 미오글로빈(myoglobin) 농도 증가 - 산화 효소의 활성과 농도 증가
- 미토콘드리아 수, 크기 증가 - 지방산 산화 증가

4. 대사 기능

- 체지방량 및 체중 감소 - 혈중 저밀도지단백 감소
- 혈중 고밀도지단백 증가 - 혈중 중성지방 감소
- 뼈의 칼슘 침착 증가 - 인슐린 수용체 감수성 증가

5. 정신적 효과

- 불안 및 우울 감소 - 자긍심의 향상

운동은 보시는 바와 같이 이렇게 다양한 효능이 있습니다. 쉽게 설명해 드리면, 운동은 호흡기와 순환기 기능과 대사 기능을 높여주고,

근육과 뼈의 상태를 호전시키며, 심리적으로도 안정감과 자긍심을 준다는 내용입니다. 한마디로 몸과 마음을 튼튼하게 해 준다는 것입니다. 운동이 우리에게 좋다는 건 이제 충분히 아시겠죠?

 연말 연초에 우리는 서로 "건강하세요."라는 인사와 덕담을 나눕니다. 건강은 인생을 살면서 가장 중요한 부분이라고 생각합니다. 그러나 이렇게 말씀드리면 입시 준비생인 여러분은 발끈할 수도 있을 것입니다. "입시를 준비하려면 시간을 아껴서 공부해도 시간이 부족한데 무슨 운동을 하라는 것이냐?"고 따질 수도 있을 것입니다.

24시간이
모자라

 학생들에게는 하루 24시간이 부족합니다. 고교생 생활시간 조사 결과 전체 고교생 하루 평균 공부 시간은 8시간 1분이며, 고3 하루 평균 공부 시간은 11시간 3분으로 나왔습니다. 24시간 중 공부가 단연 큰 비중을 차지하고 있는 것을 알 수 있습니다. 이건 여러분 옆에 앉아

있는 친구들의 평균적인 공부 시간입니다. 성적이 상위권일수록 공부 시간은 더 많을 겁니다.

 여기서 잠깐, 여러분은 이 시간만큼의 공부 시간을 현재 갖고 있으신가요. 이보다 공부 시간이 적은 학생이라면 이 통계로 인해 조금의 압박이라도 느꼈으리라 생각합니다. 물론 공부 시간의 양이 성적에 절대적으로 반영되는 것은 아니지만, 공부 시간의 질뿐만 아니라 양 또한 중요합니다. 학생들의 공부 시간이 저 정도였다니 놀랍습니다. 저 통계만을 보면 고3 학생들은 평균적으로 하루에 절반가량을 공부만 한다는 이야기인데 여러분들이 시간에 치이면서 문제와 씨름하고 있을 모습이 참 대견하면서도 안쓰럽습니다.

 그렇다면 교제, 여가활동 시간은 어느 정도의 비중을 차지할까요. 전체 고교생 교제, 여가활동 시간은 3시간으로 집계되었으며, 고3은 1시간 47분으로 발표되었습니다. 이 중에 여가 시간이 1시간을 넘기지 않는 고등학생의 비중을 보면 20.6%로 나타났습니다. 이 데이터만을 본다면 수험생들에게는 하루 24시간이 모자란다는 건 인정할 수밖에 없는 부분입니다. 그러나 이 부분에 대해서 교직에 계시는 지인과 대화를 나누었는데 이런 이야기를 하시더군요. "그렇게 열심히 공부하는 학생은 본 적이 없는 거 같아요." 이 말을 듣고 잠시 생각을 해봤는데 이 말에도 공감이 갔습니다. 아무튼 위의 통계만을 놓고 본다면 수험생들도 하루에 여가 시간이 조금씩이라도 있는 것은 분명합니다. 그러므로 극소수의 학생을 제외하고는 나를 위해서 투자할 시간이 분명히 존재하는 겁니다.

지금부터 본인의 여가 시간이 얼마나 되는지 한번 생각해보시고 그 중에 운동을 위해 할애할 수 있는 시간의 양을 고민해 보시기 바랍니다. 그 시간이 10분 미만인 경우는 극히 드물 겁니다. 이 책에서 요구하는 운동 시간은 그 정도의 시간이면 충분합니다. 그리고 하나 더. 10분이라는 시간을 운동에 투자했을 때 어떤 효과가 있는지 궁금하실 겁니다. 왜 부족한 시간을 쪼개서라도 운동을 해야 하는지에 대해서 확실한 답을 제시해 드리겠습니다. 그 답은, 운동을 했을 때 신체에서 일어나는지 일들과 관련이 있으며 그 일들이 여러분의 성적향상에 어떤 긍정적인 효과를 미치는지에 대해서 정리해놓았으니 꼼꼼히 살펴보시면서 운동의 중요성에 대해서 상기하시고 꾸준히 운동하고자 하는 마음을 가지시길 바랍니다.

운동을 하면
성적은 반드시 오른다

'운동을 하면 성적은 반드시 오른다.' 이 말을 뒷받침해줄 수 있는 근거를 제시해 드리겠습니다. 겉핥기식으로 알고 있던 운동의 효능이 우리 성적에 어떤 식으로 영향을 주게 되는지 살펴보시고 운동에 대해 진지하게 생각해보시기 바랍니다.

운동과 두뇌발달

운동은 두뇌발달에 상당한 영향을 끼칩니다. 이미 많은 연구를 통해 증명되어왔으며 이에 관하여 예를 들어드리겠습니다.

예1)
뇌과학자인 존 레이티 하버드대 의대 교수는 신체활동과 뇌의 연관성에 관해 과학적으로 밝힌 논문이 기하급수적으로 늘어나고 있다며 운동으로 인한 뇌유래신경영양인자(BDNF)의 활성화가 대표적이라고 소개했습니다. BDNF는 뇌 신경세포의 성장과 발달을 촉진하는 필수 성장 인자로 우울증과 스트레스를 예방하는 것뿐만 아니라 기억력과 인지기능과도 깊은 관련이 있다고 말했습니다. 이렇게 비유할 수 있는데요. 한 번의 운동은 리탈린(주의력 향상제)과 프로잭(우울증 치료제)을 함께 복용하는 효과를 낸다. 덧붙여 레이티 교수는 신체 운동은 우리 뇌의 '가소성(plasticity)'을 극대화해 준다고 강조했습니다. 가소성이란 출생 이후에도 꾸준히 성장하고 환경에 반응하면서 조직화하는 뇌신경망의 특성으로 성인이 되어서도 새로운 지식을 배울 수 있는 것은 뇌의 가소성 때문이며 학습 능력과 직결된다고 말했습니다. 뇌의 가소성을 높이는 방법은 끊임없이 새로운 것을 배우거나 신체활동을 하는 거라고 강조했습니다.

예2)
미국 일리노이주의 한 고등학교 학생들을 대상으로 연구한 결과인데요. 연구진은 0교시 체육수업에 참여한 학생들의 성적이 두드러지게 향상된 것을 확인했습니다. 이 학생들은 주요 과목에서 눈에 띄게 성적향상을 보였으며 국제적인 학업성취도 평가에서도 수학 5위, 과학 1위라는 결과를 보였습니다. 이를 연구한 결과 이렇게 밝혔습니다.
"운동을 하면 뇌의 전두엽에 자극을 주어 학습에 적합한 상태가 되는데 이는 기억력 및 학습 능력을 담당하는 해마의 기능이 발달하기 때문이다."

예3)
호주 애들레이드대학교 로빈슨연구소의 연구진이 발표한 내용입니다. "걷기, 자전거 타기 등의 유산소운동을 하게 되면 두뇌의 기억력 및 신체조절 능력을 발달시키는 데 도움을 준다."
연구진은 실험 참가자들을 대상으로 운동을 하게 하고 15분 간격으로 두뇌의 변화를 체크했습니다. 그 결과 15분이 지나는 시점부터 뇌 가소성이 높아지는 것을 확인했습니다. 뇌 가소성이 높아지게 되면 두뇌의 기억력 및 신체조절 능력이 더욱 발달하게 됩니다.

운동과 체력증가

체력이란 신체적 요소뿐 아니라 정신적인 요소도 있습니다. 신체적인 요소는 지구력과 면역력 등을 말하고 정신적인 요소는 의지, 의욕, 정신적 스트레스에 대한 저항력을 포함합니다. 이러한 요소는 학생의 학습에 영향을 줄 수 있는 요소입니다. 그렇기 때문에 체력은 학생의 학습에 지대한 영향을 준다고 할 수 있습니다.

이렇게 운동이 성적향상에 기여하는 근거에 대해서 살펴봤는데요. 뒤에 살펴보시면 좀 더 추가적인 이유를 확인할 수 있습니다. 수능 점수 향상은 공부만 열심히 한다고 되는 것이 아닙니다. 누구보다 효율적으로 실천해야 더 좋은 결과를 얻을 수 있습니다.

PART 2

대입 준비 이렇게 하자!

적어도 '이' 대학은
가야지

우리는 고등학교에 입학하면서부터 대학진학에 대해 좀 더 진지하게 생각해보게 됩니다. 처음에는 대학의 이름도 몇 개 몰랐지만, 점차 아는 대학의 수가 늘어나게 되고 어느 순간 대학의 순위를 알게 됩니다. 그러면서 여러 고민이 생깁니다. 학과를 생각하지 않고 남들이 정해둔 대학 순위에 맞춰서 지원해야 하는지, 아니면 취업이 잘 되는 학과로 지원해야 하는지, 그것도 아니면 내가 꿈꾸는 직업에 관련된 학과를 지원해야 하는지에 대한 고민입니다. 결과적으로는 이 기준들 안에서 조금 더 좋은 대학에 들어가는 것을 목표로 합니다. 여러분도 나중에 체감하시겠지만 실제로 일부 몇몇 대학교와 일부 급간을 제외하고는 대학이 우리에게 미치는 영향이 생각보다 그리 크지 않습니다. 그런데도 그 당시에는 그게 뭐라고 조금이라도 더 좋은 대학에 가기 위해서 안간힘을 씁니다.

한 학년씩 올라가다 보면 조금씩 목표로 하는 대학이 낮아지게 됩니다. 목표하던 대학이 요구하는 성적은 높은데, 경쟁은 점점 치열해지기 때문입니다. 그렇다고 목표를 정하는 것 자체가 잘못되었다고 할 수는 없습니다. 목표는 분명히 필요합니다. 목표를 가지고 있는 사람과 가지고 있지 않은 사람은 결과적으로 많은 차이가 난다고 알려져 있습니다. 그리고 오히려 처음에는 높은 목표를 갖는 것이 중요합니다. 높은 목표를 정하고 그걸 이루지 못하는 것보다 더 큰 문제는 낮은 목표를 정하는 것이라고 합니다. 낮은 목표를 정하게 되면 사람은 어느 순간 안주를 하게 되고 안주하게 되는 순간부터 우리는 노력하지 않게 됩니다. 자신이 저학년이라면 가급적이면 목표를 크게 가지시기 바랍니다. 단 달성할 수 없을 만큼 과한 목표는 안 됩니다. 달성할 수 있는 범위 안에서 높은 목표 설정하고 체계적으로 준비해야 합니다. 그렇게 하면 목표를 이룰 수 있습니다. 하지만 명심하세요. 한 단계 한 단계 체계적으로 준비해야만 합니다.

그런데 자신이 고학년이라면 대입에 남은 시간이 부족할 겁니다. 이럴 때는 포기하는 부분도 필요합니다. 모든 것을 다 잘하면 좋겠지만 꼭 그럴 필요는 없습니다. 우선 자신이 들어가고자 하는 학교와 학과를 분석하고 그에 맞는 전형을 찾아 리스트를 만들어 보세요. 그런 다음 그에 맞춰 포기할 부분은 포기하고 필요한 부분에 집중하여 시간을 투자해야 합니다. 자신이 얼마나 철저히 준비했는지에 따라 나중에는 희비가 교차할 겁니다. 상상해보세요. 자신이 원하는 대학교에 지원서를 넣고 기다리는 상황을요. 정말 초조하고 불안할 겁니다.

게다가 친구들과 어떤 대학에 지원했는지 서로 이야기할 때 기분이 참 묘합니다. 그때는 막연한 상상이 아닌 실제상황이기 때문입니다. 그리고 대학 합격 여부에 따라 여러분의 감정이 천차만별로 갈리게 될 것입니다. 물론 그 이후부터의 인생도 달라집니다. 지금 여러분은 어떤 마음가짐으로 어떻게 대입을 준비하고 계신가요?

아무리 공부해도 성적이 오르지 않는다

대입 준비생은 모두 본인이 목표로 하는 대학이 있고 희망하는 학과가 있을 것입니다. 하지만 모두가 이를 이룰 수는 없습니다. 대입에서는 성적이라는 것이 존재하며 그로 인해 여러분은 1등에서부터 꼴등까지 등수가 매겨지게 됩니다. 성적이란 절대적인 값이 아닌 상대적인 값이기 때문에 우리는 이 성적과 등수라는 테두리 안에서 숨 막히게 경쟁하며 살아가야만 합니다. 운이 안 좋아 한 문제를 더 틀리게 되면 성적이 떨어지게 되고 이는 등수 하락으로 이어집니다. 성적이 오르고 떨어질 때마다 희비가 교차하지만 안타깝게도 성적이란 자신이 공부한 만큼의 대가를 정확히 되돌려 주지는 않습니다. 공부의 양과 질, 그리고 그날의 컨디션과 운에 따라 성적의 편차가 생깁니다. 그렇지만 바뀌지 않는 사실은 우리는 그 성적을 올리기 위해 계속해서 노력해야만 한다는 것입니다.

여러분 나름대로 성적을 올리기 위해 여러 노력을 해보셨을 겁니다. 그러나 모두 공감하시겠지만, 성적은 그리 쉽게 올라가지 않습니다. 그러므로 열심히 공부하는 학생과 그것을 지켜보는 부모님의 고민 중 하나는 '공부를 해도 성적이 오르지 않는다.'는 것입니다. 본인이 생각할 때 열심히는 하는데 성적이 오르지 않아 답답한 학생이 있을 겁니다. 남들만큼 학원과 과외를 다니고 있고 나름대로 열심히 자습도 하는데 성적은 오르지 않습니다. 내가 원하는 대학에 들어가기 위해서는 더 좋은 성적을 받아야 하는데 성적이 계속 제자리걸음이라면 불안하고 예민할 겁니다. 돈은 남들과 비슷하게 들였는데 결과는 만족스럽지 않으니 '혹시 내 한계가 이 정도인가?'라는 생각마저 들 수도 있습니다. 만약 여기까지 갔다면 자존감이 많이 떨어진 상태이며 이런 잘못된 생각에서 빨리 벗어나야 합니다.

하지만 지금처럼 공부한다고 해서 성적이 오를 거란 장담은 없습니다. 성적이 오르지 않는다면 무턱대고 공부하기보다는 변화를 주어야 합니다. 보통은 먼저 공부 방식을 개선해야겠다는 생각이 들 겁니다. 간단하게 잘못된 공부 방식 유형을 살펴보면 구체적인 계획이 없는 유형, 학원'만' 다니는 유형, 필기를 제대로 하지 않고 단순 메모 정도만 하는 유형, 무작정 암기만 하는 유형, 오답 노트를 하지 않는 유형 등이 있으며 이는 관심을 가지고 시간을 투자하여 고쳐나가야 합니다. 물론 자신이 이러한 유형에 속하더라도 성적이 잘 나올 수는 있겠지만 계속해서 자신의 잘못된 공부 방법을 개선해 나가야만 좀 더 좋은 성적을 받을 수 있습니다. 공부는 무조건 많이 한다고 되는 것이 아니며 효율적으로 해야 지금보다 더 나은 성적을 받을 수 있음을 명심해야 합니다.

공부가
다는 아니다

공부의 효율을 높여주기 위해서는 공부 방식을 바꿔주는 것 이외에도 다른 여러 방법이 있습니다. 그중에는 체력과 집중력을 길러주는 방법이 있으며 체력과 집중력은 공부의 효율을 높여주는 중요한 요소입니다.

  체력을 기르기 위해서는 여러 방법이 있는데 그중 운동과 수면을 빼놓을 수는 없습니다. 현재 이 책을 보는 대상은 공부를 해야 하는 학생들이기 때문에 시간이 상당히 귀하고 부족할 겁니다. 그래서 운동에 대한 부분은 최소의 시간으로 최대의 체력향상 효과를 볼 수 있는 유산소성 전신운동으로 구성했습니다. 유산소성 전신운동은 전신을 모두 사용하는 유산소성 운동으로 체력과 함께 전신 근력을 길러줄 수 있는 효과적인 운동입니다. 그리고 수면에 대한 부분은 사실 가장 좋은 것은 충분한 수면을 취하는 것이지만 여러분에게는 무조건 충분한 휴식을 권할 수 있는 상황이 아니기 때문에 적은 수면시간으로도 효과적인 수면을 할 수 있는 방법에 대해서 몇 가지 알려드리겠습니다. 이는 수면의 질과 관련이 있으며 어떤 식으로 잠을 자는 것이 수면의 질을 향상시킬 수 있는지에 대해서 뒤에 설명해 두었으니 잘 활용해 보시기 바랍니다.

  집중력을 기르기 위해서도 운동과 식단은 필수적입니다. 운동으로는 집중력 향상을 돕는 대표적인 운동인 코어 운동을 소개했습니다. 도대체 코어 운동이 왜 집중력을 향상시킬 수 있는 운동인지에 대해서 의문을 가질 수 있습니다. 이 부분에 대한 자세한 설명은 '집중력 향상을 돕는 운동' 부분에서 확인하실 수 있습니다. 그리고 추가적으로 자세 개선 운동을 포함시켜 놨습니다. 공부할 때 어딘가 결리거나 통증을 호소해본 학생이 있을 겁니다. 공부할 때 자세가 틀어져 있다거나 핸드폰을 자주 사용한다면 이러한 결림과 통증을 유발할 수 있는데요. 이런 상황이라면 공부에 집중하는 데 문제가 발생할 수 있습니다. 우리는 올바른 자세를 취하고 공부해야 하며 이와 함께 자세 개선 운동을 해주시는 것이 도움이 됩니다. 그리고 집중력을 향상시켜 줄 수 있는 식단은 여러분들이 생각하는 기존의 다이어트 식단이 아닌 두뇌 회전에 도움을 줄 수 있는 식단을 소개해 드리려고 합니다.

이렇게 공부 방식 이외에도 우리의 학습 능률을 향상시켜 줄 수 있는 방법들이 있습니다. 제가 소개해 드리는 방법은 운동과 식단, 그리고 수면에 대한 내용이며 이 방법 외에도 여러 가지 방법들이 있으니 자신의 성적향상을 위해서는 여러 가지 부분으로 접근해 보시고 그 부분에 대해서도 개선해 주신다면 더 효과를 볼 수 있을 겁니다.

시험에 최적화된 몸을 위한 운동법과 식단

　지금까지 공부 효율을 올릴 수 있는 방법에 대해서 알아봤습니다. 알아본 것처럼 운동을 하고 식단을 개선하면 성적향상을 기대할 수 있습니다. 하지만 보통 학생들은 이 부분에 대해서 깊이 생각해보지 않을 겁니다. 공부할 시간도 없는데 무슨 운동이냐는 학생과 부모님이 분명히 있을 겁니다. 하지만 이러한 생각을 바꾸셔야 합니다. 다시 말씀드리지만, 운동은 체력을 길러줄 뿐 아니라 두뇌도 좋아지게 만듭니다. 운동의 가장 두드러진 장점 중 하나는 운동은 뇌의 활성화에 도움을 주기 때문에 학습 능력을 크게 향상시킬 수 있습니다. 식단도 마찬가지입니다. 식단을 알맞게 짜서 섭취한다면 두뇌 회전을 원활하게 해주고 컨디션을 올려 줍니다. 평상시 식단과 시험이 임박했을 때의 식단은 조금 다를 수 있지만 이를 고려해서 적절히 섭취해 준다면 더 큰 효과를 내게 됩니다. 그렇다면 대입 준비생을 위한 운동법과 식단은 어떤 것인지 알아보겠습니다.

　먼저 대입 준비생을 위한 운동법입니다. 여러 가지 도움이 될 만한 운동법으로 준비하였습니다. 우선 학생들의 체력과 집중력을 향상시

커 줄 수 있는 운동이 대표적인 운동법입니다. 이 운동법은 짧은 시간에 효과적인 운동법으로 긴 시간 운동을 했을 때는 그만큼 에너지를 많이 소모하게 되고 몸에 피로감을 줄 수 있습니다. 그래서 이러한 점을 감안하여 운동 시간과 세트를 적게 설정하였습니다. 체대를 준비하는 학생이 아니라면 강도를 필요 이상으로 올리실 필요는 없습니다. 그리고 자세를 개선시키고 통증을 완화해주는 운동법이 있습니다. 자세가 굽은 학생은 보기에도 안 좋을 뿐 아니라 틀어진 자세 때문에 뭉침과 통증이 동반될 수 있습니다. 게다가 나중에 20대가 넘어서 몸매를 만들거나 할 때 바른 자세로 운동하는 것과 자세가 틀어진 상태에서 운동하는 것은 차이가 있으므로 학생 때부터 자세에 관한 부분을 신경 써 주시면 좋습니다.

대입 준비생을 위한 식단도 체력과 집중력을 향상하는 것에 초점을 맞췄습니다. 아침, 점심, 저녁 중에 가장 중요한 것은 아침인데 아침을 간단하게라도 챙겨 먹으면 좋으련만 아침을 자주 거릅니다. 잠을 자고 일어나면 그 전날에 먹었던 음식들이 이미 저장된 상태여서 사용할 에너지가 없는 상태입니다. 만약 사용할 에너지가 없다면 근육과 지방에서 에너지를 차출하게 되는데 이때 우리의 신체는 스트레스를 받게 됩니다. 당연히 두뇌 회전도 지장을 주게 됩니다. 그래서 아침을 거르지 말라고 하는 것입니다. 아침을 항상 챙겨 드시기 바랍니다. 점심과 저녁도 스케줄에 따라서 식사를 불규칙하게 먹게 될 경우가 많은데, 이 또한 컨디션을 떨어뜨리는 원인이 됩니다. 배가 고프다는 상황은 몸에서 에너지를 필요로 하는 상황이며 식사를 거르는 것은 문제가 됩니다. 식사를 어떻게 먹었는지에 따라 컨디션이 달라질 수 있다는 점을 명심하시기 바랍니다.

앞으로 운동법과 식단에 대해서 각각 자세히 분류된 파트들이 나옵니다. 참고하여 여러분의 체력과 집중력을 향상시켜 성적 향상에 도움이 되시기를 바랍니다.

수면 부족, 이렇게 해결하자

대입 준비생들에게 수면 부족은 극복하기 어려운 숙제입니다. 남들보다 잠을 줄여야 그만큼의 공부 시간을 확보할 수 있기 때문에 어떻게든 잠을 줄이고 공부 시간을 늘려야 합니다. 그러다 보면 보통 늦은 새벽에 자게 되고 시험 기간이 다가올수록 그 정도가 심해집니다. 늦은 시각에 잠자리에 들면, 다음날 수업시간에 피로감이 몰려오게 됩니다. 공부하다가 피로감을 느끼고 잠을 자는 경험은 누구나 한 번쯤 해보셨을 겁니다. 이렇게 낮에 잠을 잤기 때문에 다음날도 늦은 시간까지 공부하게 되면서 악순환이 반복됩니다. 그리고 이렇게 늦은 시간에 잠을 잔다는 것은 상당한 문제를 발생시키게 되며 이러한 생활은 학생의 컨디션을 떨어뜨리게 되고 결과적으로 성적에 부정적인 영향을 주게 됩니다. 그렇기 때문에 규칙적인 수면을 해주셔야 합니다.

그렇다면 얼마나 자고 어떤 수면 패턴을 갖는 게 좋을지 생각해봐야 합니다. 필자는 5~6시간 정도의 숙면을 취해주시는 것을 추천해 드립니다. 그래야 낮에 공부할 때 집중력이 떨어지지 않습니다. 낮 시간대 집중력을 떨어뜨리는 공부패턴은 시험성적에 악영향을 주게 됩니다. 시험시간이 낮 시간대에 형성되어 있는 것을 감안할 때 당연한 결과입니다. 우리는 시험 보는 시간대에 맞춰 수면 패턴을 설정할 필요가 있습니다. 현재 고등학생의 평균 수면시간이 5~7시간이라고 합니다. 물론 충분한 시간은 아니지만, 학생들이 수면 부족을 호소하는 이유에는 수면의 질적인 측면도 영향을 줍니다. 같은 시간을 자도 수면의 질에 따라서 뇌의 활성도와 공부에 대한 집중도가 달라지게 됩니다. 우리는 수면의 질을 올려 주어야 하며 여기서 몇 가지 방법을 소개해 드리겠습니다.

1. 수면 시간과 기상 시간을 규칙적으로 유지하세요. 매일 같은 시각에 일어나야 수면 호르몬이 안정되어 깊은 수면을 할 수 있게 됩니다.

2. 주말에 지나친 잠을 피하세요. 지나친 잠은 수면 패턴을 깨뜨릴 수 있습니다.

3. 낮잠 시간은 30분 이하로 하세요. 너무 오랜 시간 자게 되면 수면을 안정시켜주는 수면 호르몬 분비에 문제가 생겨 수면의 질이 나빠질 수 있습니다.

4. 매일 아침 커피 1잔 정도는 괜찮습니다. 지나친 카페인은 중추신경계의 호르몬 분비를 촉진시켜 막상 잠을 자려고 할 때 각성 작용으로 숙면을 방해할 수 있습니다.

5. 9시 이후에 운동을 피하세요. 늦은 밤 하는 운동은 각성 효과를 가져올 수 있으며 체온을 상승 시켜 잠이 오는 것을 방해할 수 있습니다.

6. 침실의 온도와 습도를 적당하게 유지하세요. 온도는 18~23도 사이로 약간 선선한 온도를 유지해주고 건조한 겨울과 봄에는 가습기를 틀거나 수분을 섭취해 준다면 깊은 수면을 할 수 있게 도와줄 것입니다.

PART 3

성적이
올라가는
운동법의
비밀!

이런 운동을 하면
성적향상에 도움이 된다

　운동이 다 비슷한 효과를 가지고 있다고 생각하실 수 있지만, 운동 종류와 동작에 따라 다양한 효과를 만들어 냅니다. 그러므로 운동하려는 사람의 목적에 따라서 그에 맞는 운동을 해줄 필요가 있습니다. 예를 들어 허리가 아픈 사람에게 팔 운동을 시킨다면 그 목적과 결과의 상관관계가 맞지 않습니다. 허리가 아픈 사람이 해주어야 할 운동은 허리를 받치고 있는 엉덩이와 허벅지 뒤쪽의 스트레칭과 근력운동이 선행되어야 하며 그 뒤에 어느 정도 통증이 완화된 시점부터 허리운동을 해주시는 것이 좋습니다. 이처럼 아무 운동이나 무작정 하는 것보다는 자신에게 맞는 운동을 알맞게 해주어야 그에 대한 보상 효과를 명확히 볼 수 있습니다. 제가 여러분께 소개해드릴 운동 중에도 자신에게 더 필요한 운동이 있을 겁니다. 아래의 운동 종류를 살펴보시고 자신에게 더 필요한 운동이 무엇일지 생각해 앞으로의 운동계획에 참고하시기 바랍니다.

체력을 만들어주는 운동

학생이 더 열심히 공부에 전념하기 위해서는 체력이 꼭 받쳐주어야 하며 체력을 향상시키기 위해서는 유산소성 운동을 해주시는 것이 도움이 됩니다.

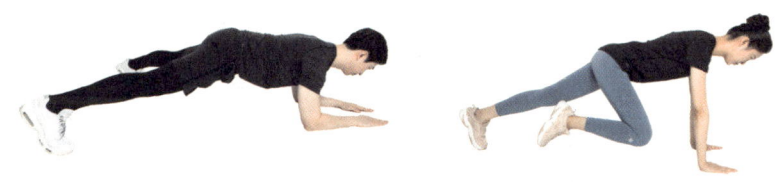

집중력 향상을 돕는 운동

집중력 향상을 위해서는 몸의 중심 근육인 코어 근육을 강화시켜 주셔야 합니다. 몸의 중심근육이 강화되면 뇌로 전달되는 자극이 증가하게 되는데 결과적으로 집중력 향상에 도움을 주게 됩니다.

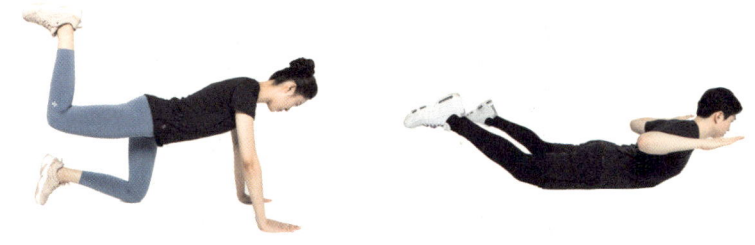

거북목 개선 운동

만약 자신이 거북목이라면 목덜미가 뻐근하고 자주 뭉치며 두통이 발생할 수 있습니다. 이로 인해 집중력이 흐트러질 수 있으므로 개선이 필요합니다.

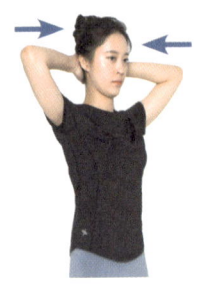 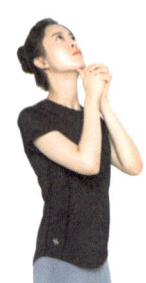

굽은 등, 말린 어깨 개선 운동

가장 많은 통증을 유발할 수 있는 척추와 연관된 부위이며 척추가 건강하지 않다면 공부에 지장을 줄 수 있으므로 개선이 필요합니다.

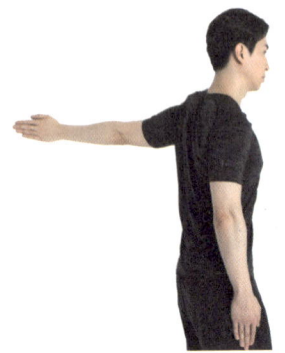 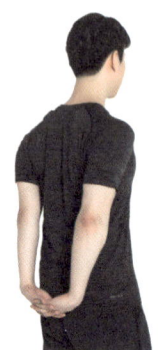

다이어트 운동

다이어트는 기본적인 자신의 몸 관리의 일환이며, 비만(마른 비만 포함)인 학생은 다이어트 운동을 통해 몸무게를 관리해 줌으로써 좀 더 나은 컨디션을 만들 수 있습니다.

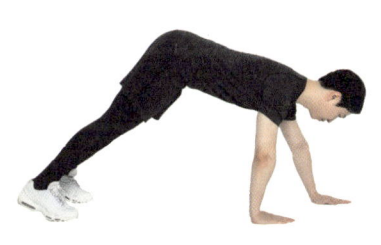 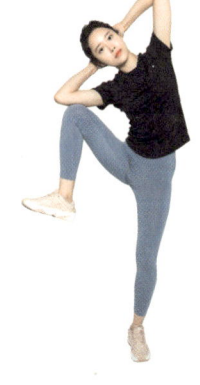

잠을 쫓아주는 스트레칭

공부를 하다 보면 갑자기 졸릴 때가 있습니다. 이럴 때 공부를 계속해야 하는 상황이라면 스트레칭을 통해 잠을 쫓아보세요.

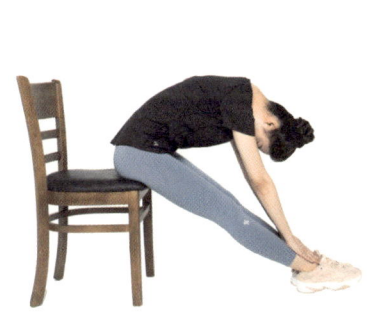 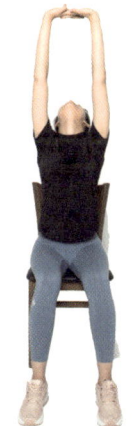

체력으로 받쳐주고
집중력으로 끌어 올리자

운동법에 관한 내용 중에서 가장 중요한 부분이 바로 체력과 집중력을 향상 시키는 운동법입니다. 입시생에게 체력과 집중력은 성적향상을 도와줄 수 있는 가장 핵심이 되는 요소입니다. 아무리 의지가 있더라도 체력이 받쳐주지 않고 집중력이 떨어진다면 공부의 효율을 올리기가 어렵습니다.

먼저 체력을 길러줄 수 있는 운동법에 대해서 말씀드리려 합니다. 본인이 생각할 때 자주 피곤하다면 집중해서 읽어 내려가 주세요. 학생 여러분이 생각할 때 어떤 운동이 체력을 기르는 데 가장 효과적일까요? 결론부터 말씀드리면 유산소 운동이 체력을 기르는 데 가장 효과적입니다. 체력의 기본은 유산소 운동에서 나온다 해도 과언이 아닙니다. 유산소 운동의 기본은 걷기와 달리기 등으로 편안한 호흡을 지속하면서 하는 운동을 말합니다. 보통 학생 여러분이 유산소 운동이라고 하면 런닝머신, 산책, 줄넘기, 자전거 등을 떠올리실 겁니다. 하지만 제가 소개해 드릴 유산소성 운동은 여러분이 집에서 편하게 할 수 있으며 하체뿐만 아니라 상체 근육도 고루 사용하게 되는 효과적인 운동입니다. 집에서 편하게 할 수 있다는 점은 운동을 꾸준히 할 수 있게 도울 것이고 전신을 고루 사용한다는 점은 체력뿐 아니라 전신에 필요한 근력이 고루 형성될 수 있도록 만들어 줄 것입니다. 앞으로는 유산소운동이라도 시간 내서 집 밖으로 나가지 마시고 집에서 틈틈이 하시길 권합니다.

이번에는 집중력을 길러줄 수 있는 운동법인데요. 집중하지 않고 설렁설렁 공부하는 것과 집중해서 공부하는 것은 큰 차이가 납니다. 여러분은 가장 열심히 공부하는 시기이기 때문에 충분히 공감할 겁니다. 열심히 공부에 집중하고 있을 때는 주변에서 어떠한 일이 벌어지는지 모를 정도로 집중을 하게 됩니다. 여러분은 이런 집중상태로 하루에 몇 분이나 공부하시나요. 만약 여러분이 그런 상태로 계속 공부를 한다고 상상해보세요. 아마도 여러분은 본인이 원하는 대학보다 더 좋은 대학에 들어가게 될지도 모릅니다. 그렇다면 이처럼 중요한 집중력을 어떻게 하면 키울 수 있을까요. 집중력을 향상하기 위해서는 몸의 중심 근육을 강화시켜 주시는 것이 도움이 됩니다. 몸의 중심 근육(코어)이 강화되면 뇌로 전달되는 자극이 증가하게 되고 이는 집중력 강화에 도움을 주게 됩니다. 게다가 코어 운동을 하면 허리가 튼튼해지기 때문에 장시간 의자에 앉아 공부하는 학생에게 큰 도움을 줍니다.

이렇게 체력과 집중력을 길러주는 운동에 대해서 알아봤습니다. 정리해 보자면 체력을 키우기 위해서는 유산소성 운동을 해야 하며 집중력을 길러주기 위해서는 코어 운동을 해주셔야 합니다. 체력과 집중력은 공부하는 학생의 공부 효율을 높여주는 중요한 요소로서 운동을 통해서 길러보세요.

책상, 그리고
틀어진 자세

여러분은 하루 대부분의 시간을 장소만 변할 뿐이지 책상 앞에서 보내실 겁니다. 책상에 앉아서 수업을 듣고 공부를 하는 시간도 있지만, 그밖에 수다를 떨기도 하고 핸드폰으로 여가 생활을 즐기기도 합니다. 그런데 혹시 이런 생각을 해보신 적이 있나요. 책상에 틀어진 자세로 앉음으로 인해서 체형이 망가지고 있다는 생각 말입니다. 인식하고 있었던 학생도 있지만, 별생각 없던 학생도 있을 겁니다. 어른들이 공부할 때 자세를 바르게 하라는 말씀을 하곤 합니다. 잘못된 자세로 앉는다면 그로 인해서 우리의 체형이 망가지게 되기 때문입니다. 대부분의 학생들은 책상에 앉아서 공부할 때 상체가 앞쪽으로 쏠리게 되고 이것은 목과 어깨가 앞으로 나오고 등이 둥글게 말린다는 것을 의미합니다. 이런 자세를 거북목, 라운드 숄더, 굽은 등이라고 합니다. 이외에도 여러 가지 문제가 발생하는데 이 세 가지가 학생 여러분께 나타나는 대표적인 체형 불균형이라고 보시면 됩니다. 이러한 틀어진 자세는 기초대사량(생명체가 생명 유지에 필요한 최소의 열량)을 떨어뜨려 살이 더 찔 수 있는 원인이 됩니다. 그리고 틀어진 자세가 원인이 되어 두통, 저림, 통증이 생길 수 있습니다. 이는 공부의 집중력을 떨어뜨려 학업에 방해가 될 수 있으므로 바른 자세로 앉는 습관을 들여야 합니다.

의자에 앉는 올바른 자세란 어깨와 허리를 펴고 목은 뒤로 당겨진 자세를 말합니다. 이 자세를 유지하면서 공부할 수 있도록 노력해 보세요. 추가로 자세 개선에 도움을 줄 수 있는 운동과 도구를 소개해 드리겠습니다. 자세 개선 운동으로는 앞서 말씀드린 앉아서 공부하는 학생에게 빈번히 발생하는 거북목, 라운드 숄더, 굽은 등 개선 운동을 준비해 놓았습니다. 그리고 도구로는 독서대를 추천해 드립니다. 공부할 때 내가 보게 될 문제집 또는 화면이 눈높이와 맞지 않는 아래쪽에 위치해 있다면 위와 같이 틀어진 자세로 학습하게 되는데 이를 내 눈높이에 맞출 필요가 있습니다. 독서대는 크기도 다양하고 책뿐만 아니라 전자제품 또한 눈높이에 맞게 고정하여 사용이 가능하기 때문에 자세 개선에 도움을 줄 수 있습니다. 책상 자체에 이러한 기능이 포함된 제품도 있으니 참고하세요. 그리고 항상 독서대를 사용하시면 좋겠지만 이 때문에 집중이 흐트러지신다면 집중해야 하는 시간을 제외하고 단순 암기를 할 때 먼저 활용해 보세요. 그 후 점차 적응되신다면 독서대 사용 시간을 늘려보도록 하세요.

여러분이 무심코 하고 있던 굽은 자세가 우리에게 악영향을 끼치고 있습니다. 이제부터라도 관심을 기울여 보세요. 우리의 앉은 자세가 어떤지에 따라서 우리의 공부 컨디션이 달라질 수 있다는 걸 명심하세요.

살찌는 게 당연한 건 아냐
비만은 병이다

살찌는 것에 대해서 신경 안 쓰고 사는 학생도 있겠지만 민감한 학생도 분명 있을 겁니다. 이 부분의 내용은 비만 학생과 살찌는 것에

민감한 학생을 위한 내용입니다.

여러분 잘 생각해보시면 적당한 몸무게를 유지하는 것은 엄연히 자기관리의 일환입니다. 간혹 '학창시절에 살이 찔 수도 있지'라고 말씀하시는 분이 있는데 이 생각은 이미 너무 구시대적인 생각이며 여러분은 이 잘못된 생각에 대해서 깊은 고찰이 필요합니다. 개인에 따라 차이가 있을 수 있지만, 지방세포 수가 형성되는 시기인 사춘기를 지나는 여러분이라면 좀 더 주의를 기울여주실 필요가 있습니다. 어린이와 청소년이 성장하는 시기에 발생하는 비만을 소아비만(지방세포의 수가 증가하는 '지방세포증식형 비만')이라고 하는데 이는 성인비만(지방세포의 크기가 증가하는 '지방세포비대형 비만')과 차이가 있으며 문제는 소아비만의 75~80%가 성인비만으로 이어진다는 겁니다. 그러므로 비만은 학생들에게도 해결해야 할 숙제입니다. 그리고 더 중요한 사실은 의학적으로도 비만은 병으로 분류되고 있다는 것입니다.

그렇다면 살이 찌는 원인은 무엇일까요. 이는 참 간단한 원리입니다. 살이 찌는 것은 본인이 섭취한 칼로리에 비해서 소비량이 적기 때문입니다. 당연히 해결방안으로는 저칼로리 식단을 섭취하거나 운동을 해주시는 방법이 있습니다. 그런데 학생이 저칼로리 식단을 섭취하다 보면 컨디션에 영향을 줄 수 있습니다. 칼로리를 줄이다 보면 탄수화물을 1순위로 줄이게 되는데 이는 학생의 두뇌 회전에 악영향을 줄 수 있습니다. 식단을 조절하기에 앞서 먼저 운동을 시작해 보시는 것을 추천해 드립니다. 그러나 학창시절 운동은 다소 호불호가 있을 수 있는데요. 운동을 좋아하는 학생은 본인이 알아서 운동을 열심히 하겠지만 운동을 좋아하지 않는 학생은 체육시설 근처에도 가지 않습니다. 요즘은 운동할 수 있는 환경이 잘 조성되어 집 근처에 운동할 수 있는 시설이 많지만 이를 활용하지 않습니다. 사실 운동이라는 것이 필수과목처럼 성적에 굳이 목맬 필요는 없으므로 더 필요성이 느껴지지 않는 것일 수도 있습니다. 이러한 학생들은 분명히 마음가짐에 변화가 먼저 필요합니다.

다이어트 운동으로 추천해 드릴 것은 유산소성 근력운동입니다. 칼로리 소모가 높아 다이어트에 효과적이며 전신의 근육을 고루 사용하기 때문에 성장기인 학생에게 큰 도움이 됩니다. 유산소성 근력운동을 통해서 적당한 몸무게를 유지해 나가세요. 여러분의 컨디션이 한층 더 좋아짐을 느끼게 되실 겁니다.

나에게 맞는
운동 시간대와 빈도

이제는 앞서 나온 운동을 어떤 시간대에 얼마나 자주 해야 할지 생각해 볼 때입니다. 운동을 하는 시간대와 빈도를 결정하는 것은 매우 중요한 문제입니다. 본인이 선택한 시간대와 빈도에 따라서 운동의 효율이 달라질 수 있으므로 신중히 선택할 필요가 있습니다.

먼저 자신에게 맞는 운동 시간대를 알아봅시다. 선택할 때 1순위로 고려해야 할 것은 자신이 규칙적으로 정해놓고 할 수 있는 운동 시간대인지입니다. 규칙적으로 시간을 정해놓고 해야만 운동을 오랜 기간 지속할 수 있습니다. 시간대는 요일마다 달라도 괜찮습니다. 요일별로 시간을 정해두고 그 날의 스케줄에 따라서 조금씩 변경하셔도 됩니다. 2순위로 고려해야 할 것은 효율적인 시간대입니다. 유산소성 운동, 근력운동, 스트레칭, 이 세 가지로 나누어 말씀드리자면 유산소성 운동은 공복에 해주시는 것이 효과적입니다. 에너지원이 없는 공복인 상태에서 운동한다면 우리 몸의 칼로리 소비가 잘 일어나게 됩니다. 이때 공복은 꼭 아침일 필요는 없습니다. 공복은 소화기관 내에 음식물이 비워진 상태를 말하며 그때 유산소 운동을 해주시면 효과적입니다. 근력운동은 특성상 이른 아침과 늦은 저녁을 피해주시는 게 좋습니다. 이른 아침에는 근력운동을 효과적으로 하기 위한 신체 리듬이 돌아오기 전이고 늦은 저녁에 해준다면 잠을 방해할 수도 있기 때문에 이른 아침과 늦은 저녁을 피한 나머지 시간대에서 운동 시간을 골라주시면 됩니다. 스트레칭은 시간대에 구애받지 않고 필요한 만큼 해주시면 되겠습니다.

자신에게 맞는 운동 빈도를 정할 때는 먼저 자신의 몸 상태를 알아야 합니다. 보통은 운동 부족으로 체력이 좋지 않겠지만 간혹 체력이 좋은 친구들도 있습니다. 구기 종목을 좋아했거나 근력 운동을 꾸준히 했던 학생들이 있습니다. 이러한 친구들은 체력이 어느 정도 형성되어 있을 겁니다. 하지만 보통은 운동과 거리가 있을 겁니다. 그러니 일단 자신의 몸 상태를 알아보기 위해 주 2회로 자신에게 필요한 운동을 해보세요. 그리고 그 후에 공부를 방해할 정도의 피로감과 근육통이 느껴진다면 먼저 세트와 횟수를 줄여서 해보시고 정 부담이 된다면, 주 1회로 운동을 진행하셔도 됩니다. 하지만 주 2회가 몸에 부담을 주지 않고 적응이 되었다면, 주 3회로 횟수를 늘려 운동해주시거나 주 2회를 하되 세트와 횟수를 늘려 운동해주시면 되겠습니다. 가급적이면 주 1회보다는 2, 3회로 빈도를 늘려서 해 주셔야 만족스러운 효과를 보시게 될 겁니다.

이렇게 자신에게 맞는 운동 시간대와 빈도에 대해서 알아봤습니다. 단기간에 운동량을 많이 하시는 것 보다는 꾸준히 운동을 지속하는 것이 여러분의 운동효율을 높이는 길이라는 점을 명심하세요.

PART 4

하루 10분
성적을 올리는
'대입' 운동법

한 학기 체력을
만들어주는
운동

학생들에게 체력은 중요한 요소입니다. 체력이 받쳐주지 못한다면 학업 능력에 지장이 생기게 됩니다. 체력은 신체적인 요소와 정신적 요소로 나눌 수 있습니다. 신체적 요소로는 면역기능을 포함한 기능적인 측면과 기관·조직의 구조적인 측면, 그리고 체격·자세의 형태적인 측면으로 나눌 수 있는데 운동을 하게 되면 이러한 측면들이 모두 좋아집니다. 그리고 운동은 정신적인 요소에도 영향을 주게 되는데 운동을 하면 스트레스에 대한 저항력이 올라가게 되고 의지를 높여주어 학습에 도움을 주게 됩니다. 이렇게 학생들에게 필요한 체력을 만들어주는데 효과적인 운동인 유산소성 근력운동을 소개해 드립니다. 유산소성 근력운동은 체력을 길러주는데 매우 효과적인 운동입니다.

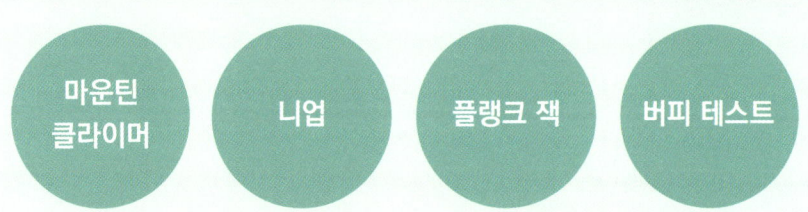

마운틴 클라이머

체력이 약한 학생들이 쉽게 따라 할 수 있는 유산소성 운동으로, 기본 체력을 길러주는 데 효과적입니다.

① 양팔로 바닥을 밀어내는 힘으로 상체를 지지하며 몸(머리/등/허리/엉덩이/다리)이 일자가 되게 엎드립니다.

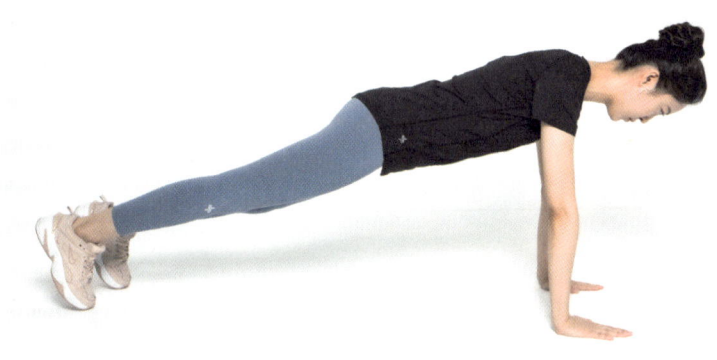

【주의】 고개가 아래로 숙여지지 않도록 주의합니다.

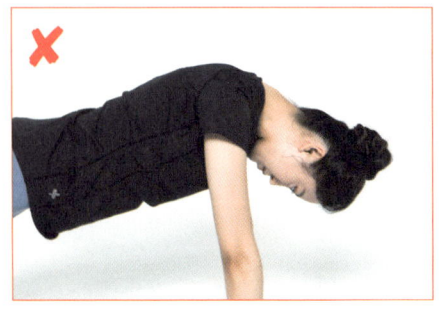

② 복근에 긴장을 유지한 상태에서 무릎을 앞으로 차줍니다.

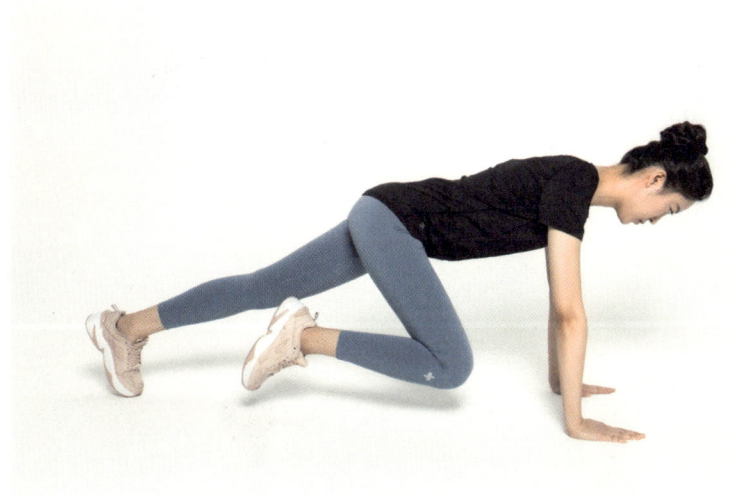

③ 준비 자세로 돌아와 줍니다. 이후 양쪽 다리를 번갈아 운동합니다. 오른쪽, 왼쪽 다리의 동작 횟수를 각각 합쳐 1세트로 하고 필요한 횟수만큼 반복합니다.

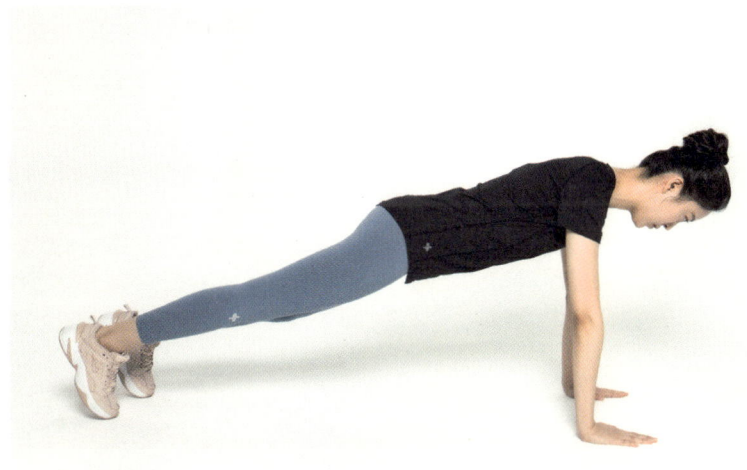

니업

체력을 길러주는데 효과적인 동작으로 바쁜 학생들이 집에서도 도구 없이 할 수 있는 운동입니다.

① 다리를 어깨너비로 벌리고 양팔을 머리 위로 뻗어 귀 옆에 붙여줍니다.

② 무릎을 들어 올림과 동시에 양팔을 편 상태로 어깨높이까지 내려줍니다.

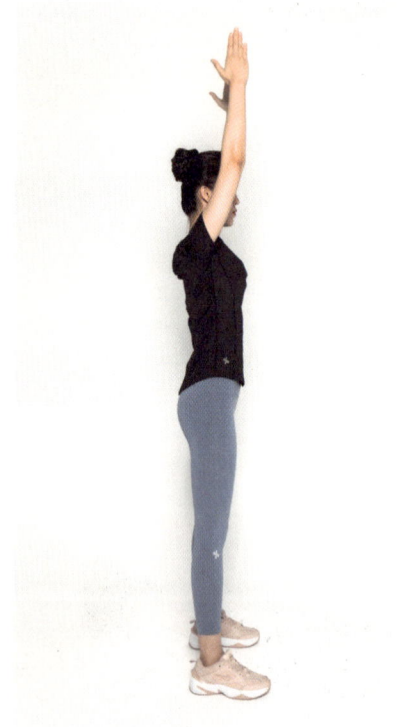
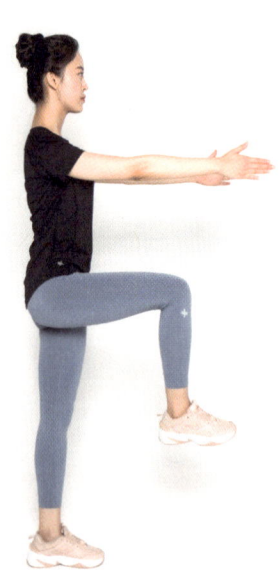

③ 무릎을 내리고 팔을 들어 올려 준비 자세로 돌아옵니다. 이후 양쪽 다리를 번갈아 운동합니다. 오른쪽, 왼쪽 다리의 동작 횟수를 각각 합쳐 1세트로 하며 필요한 횟수만큼 반복합니다.

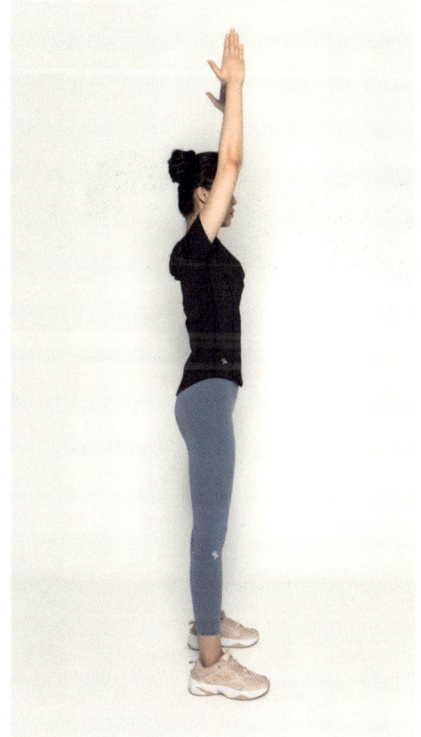

플랭크 잭

체력이 많이 떨어져 있을 학생들의 체력을 보강해 줄 운동으로 근력 운동과 유산소 운동 효과를 동시에 얻을 수 있는 전신운동입니다.

① 어깨에서부터 팔꿈치가 지면과 수직이 되도록 엎드립니다. 이때 몸(머리/등/허리/엉덩이/다리)을 일자로 만들어주세요.

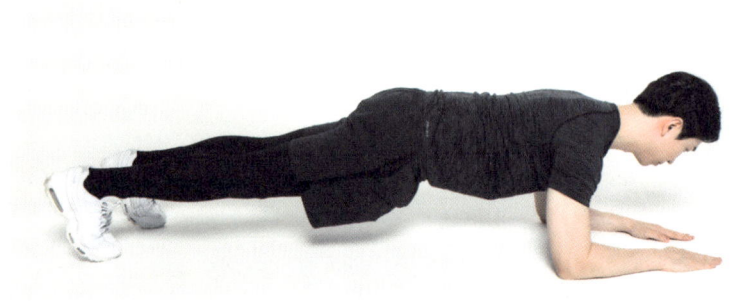

【주의】 엉덩이가 너무 들리거나 허리가 아래로 쳐지지 않도록 주의합니다.

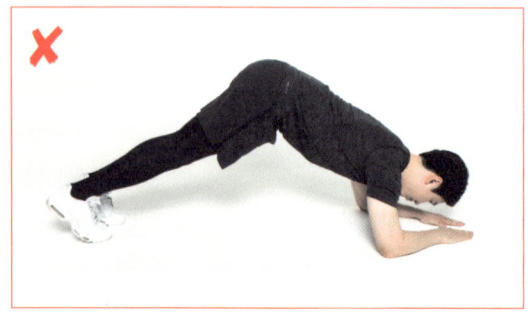

② 가볍게 점프하여 두 다리를 넓혀주세요.

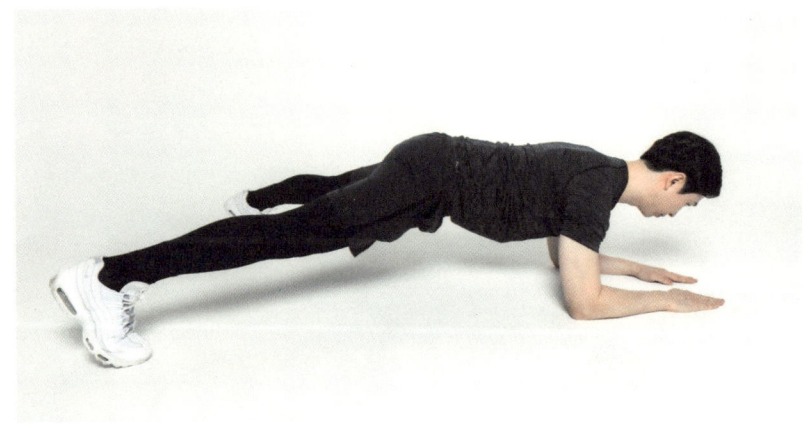

③ 다시 가볍게 점프하여 두 다리를 모아줍니다. 필요한 횟수만큼 반복합니다.

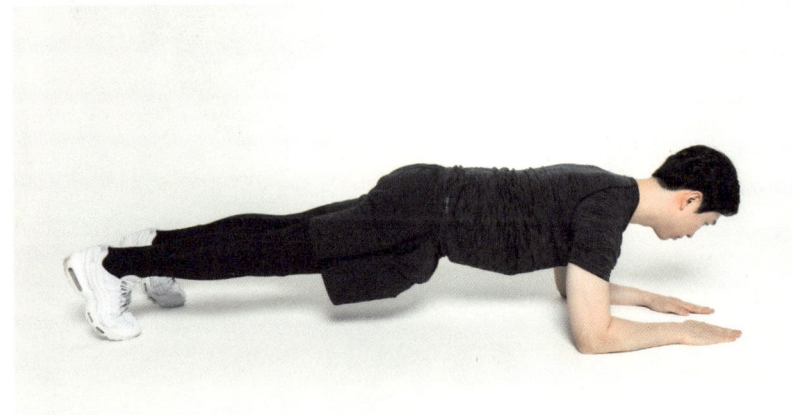

버피 테스트

전신을 고루 사용하는 유산소성 근력 운동으로, 체력향상에 효과적일 뿐 아니라 칼로리 소모가 높아 단시간에 높은 효율을 낼 수 있는 운동입니다.

① 발을 어깨너비로 벌리고 섭니다.

② 무릎을 굽히며 상체를 숙여 줍니다. 양손으로는 바닥을 짚습니다.

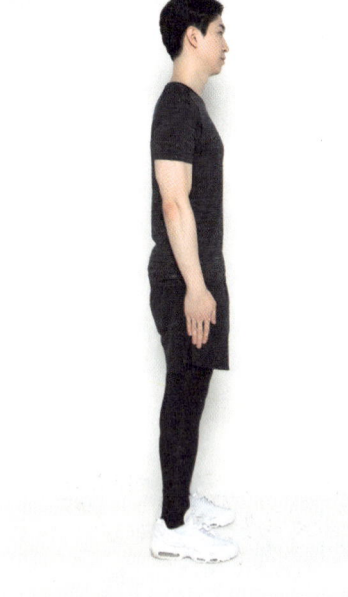
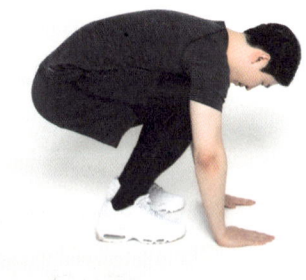

③ 두 다리를 점프하듯 뒤로 빼줍니다. 이때 몸(머리/등/허리/엉덩이/다리)이 일자가 되게 하고 다리를 뒤로 뺄 때와 당길 때 동작이 한 번에 이루어지도록 점프해 줍니다.

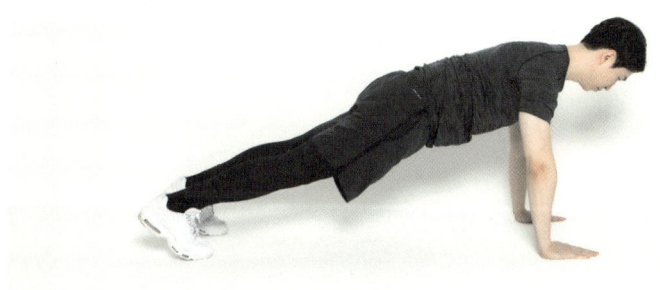

④ 다시 점프하듯 두 다리를 앞으로 당겨옵니다.

⑤ 준비 자세로 돌아와 줍니다. 필요한 횟수만큼 반복합니다.

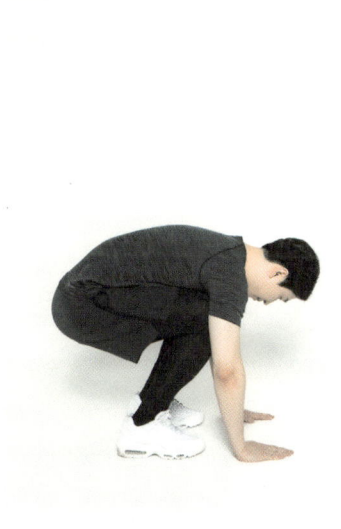
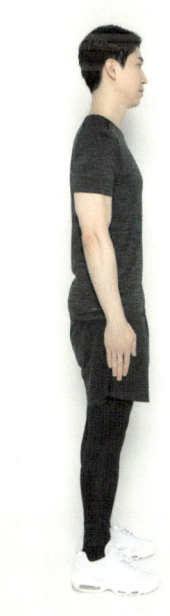

집중력 향상을 돕는 운동

체력과 더불어 집중력도 학업에 중요한 요소입니다. 하루에 얼마만큼 공부 시간을 가졌는지도 중요하지만, 그 시간에 얼마나 집중했는지가 우리 성적을 좌우한다고 봐도 무방합니다. 집중력이 좋은 학생과 그렇지 않은 학생은 눈빛부터가 다른데요. 집중력은 어느 한 가지에 정신을 집중할 수 있는 힘을 이야기하며 집중력을 올리기 위해서는 자신의 의지만으로는 한계가 있으므로 특별한 노력이 필요합니다. 예를 들어 공부 중간중간 스트레스를 풀어주기, 아침 식사 챙겨 먹기, 양질의 수면 취하기 등이 있으며 이러한 방법 중 하나로서 집중력 향상을 돕는 운동이 있습니다. 집중력 향상을 돕는 운동은 코어 운동으로 몸의 중심 근육을 강화시키면, 뇌로 전달되는 자극이 증가하여 집중력 향상에 도움을 줍니다. 코어 근육은 인체의 중심부인 척추, 복부, 골반을 지탱해주는 근육을 말합니다.

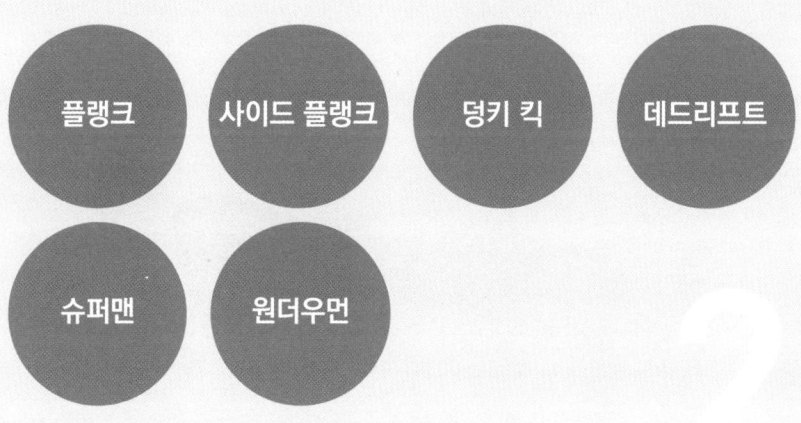

플랭크

집중력 향상을 도와주는 코어 근육을 강화시켜주는 운동으로, 버티는 동작을 실시하는 등척성 운동입니다.

① 어깨에서부터 팔꿈치가 지면과 수직이 되게 하여 엎드립니다.

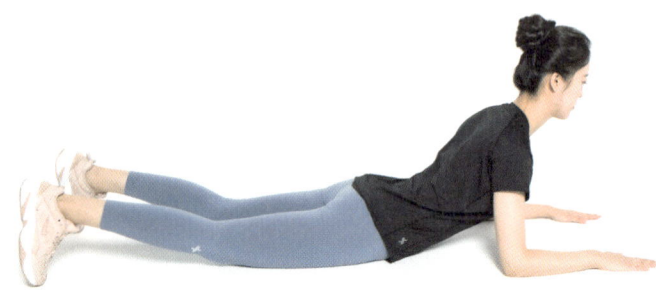

② 엉덩이와 무릎을 들어 올려 몸(머리/등/허리/엉덩이/다리)이 일자가 되게 합니다. 이 자세에서 복부에 힘을 주고 개인의 체력에 맞춰 버티기를 실시해 줍니다.

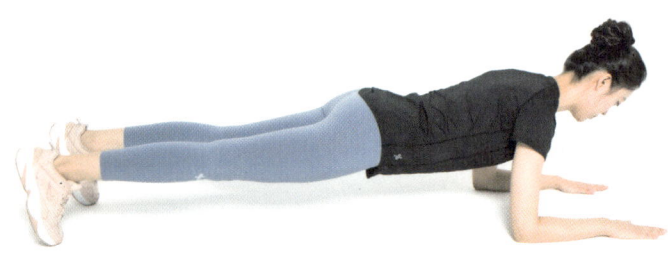

【주의】 엉덩이가 위로 들리게 되면 몸 전체가 아닌 일부에만 힘이 집중될 수 있으므로 주의합니다.

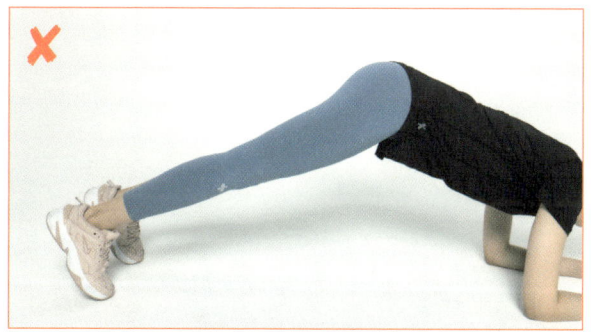

③ 천천히 준비 자세로 돌아와 줍니다. 필요한 횟수만큼 반복합니다.

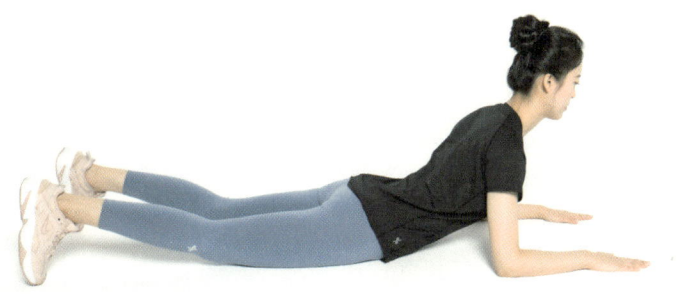

사이드 플랭크

플랭크에서 비롯된 운동으로 집중력 향상에 도움을 주는 코어 근육 중 옆구리 근육을 강화시켜주는 동작입니다.

① 옆으로 누운 상태에서 바닥을 팔꿈치로 디뎌줍니다. 이때 두 발을 바닥에 걸쳐 놓고 남는 손은 허리에 얹어 줍니다.

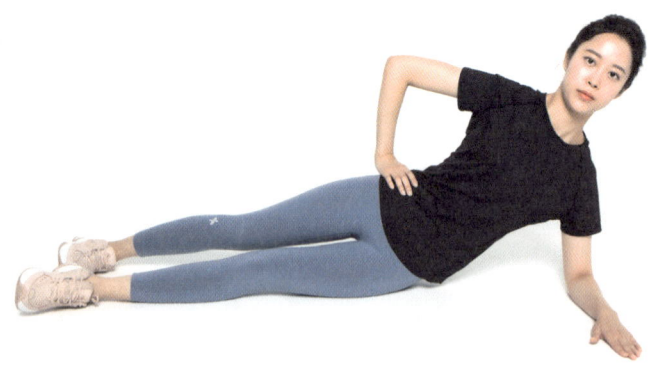

② 복부에 힘을 주고 천천히 엉덩이와 무릎을 들어 올려 몸(머리/등/허리/엉덩이/다리)이 일자가 되게 합니다. 개인의 체력에 맞춰 버티기를 실시해 줍니다.

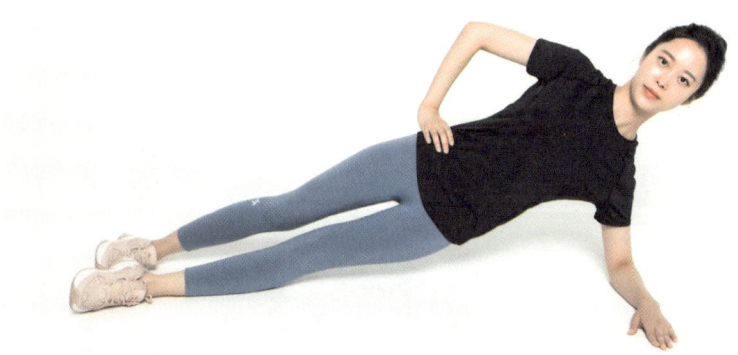

③ 천천히 준비 자세로 돌아와 줍니다. 반대쪽 방향도 실시해 줍니다. 양방향을 합쳐 1세트로 하며 필요한 횟수만큼 반복합니다.

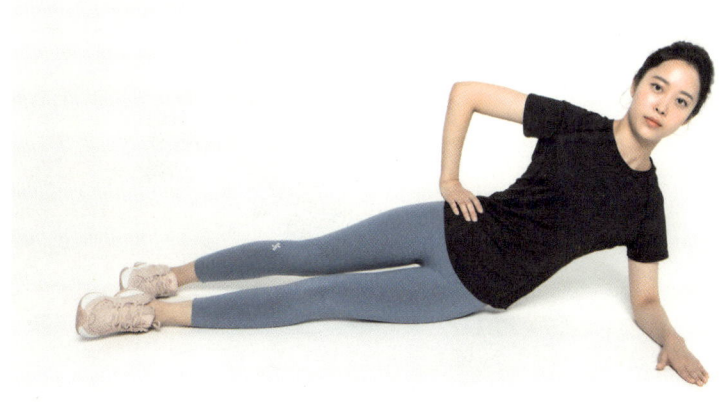

덩키 킥

집중력을 향상시킬 수 있는 코어 근육은 복부뿐 아니라 엉덩이 근육을 포함하는데요. 이 동작은 엉덩이 근육 강화에 효과적입니다.

① 팔과 다리를 어깨너비로 하고 고양이 자세를 만들어줍니다.

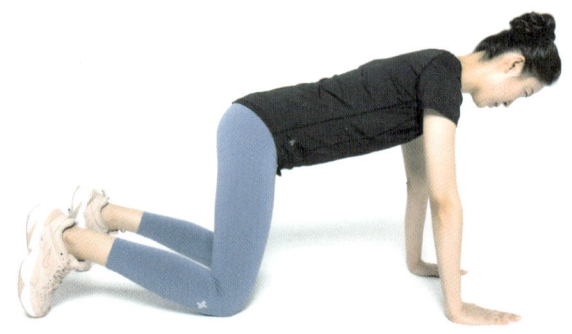

② (후) 다리의 각도를 유지하며 오른쪽 다리를 천천히 들어 올립니다. 이때 엉덩이의 수축을 느껴줍니다.

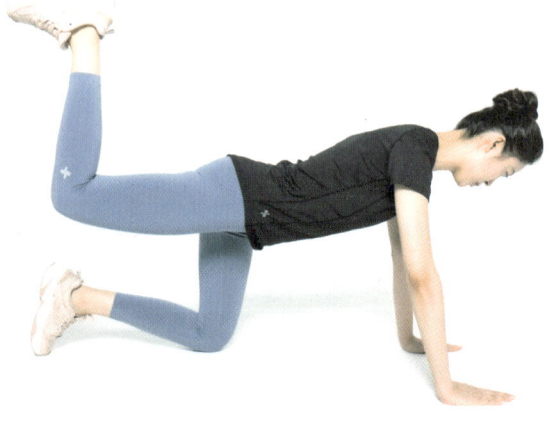

【주의】 다리를 들어 올리면서 다리가 펴지거나 접히지 않도록 주의합니다.

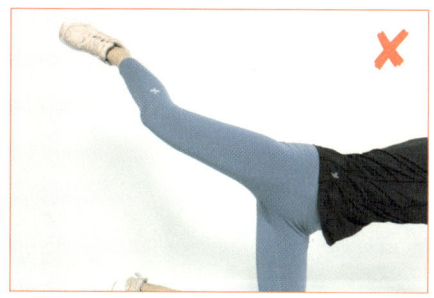

③ (습) 천천히 준비 자세로 돌아와 줍니다. 한쪽 다리를 먼저 필요한 횟수만큼 반복해주고 그 다음 반대쪽 다리도 실시해 줍니다. 오른쪽, 왼쪽 다리의 동작 횟수를 각각 합쳐서 1세트로 하며 필요한 횟수만큼 반복합니다.

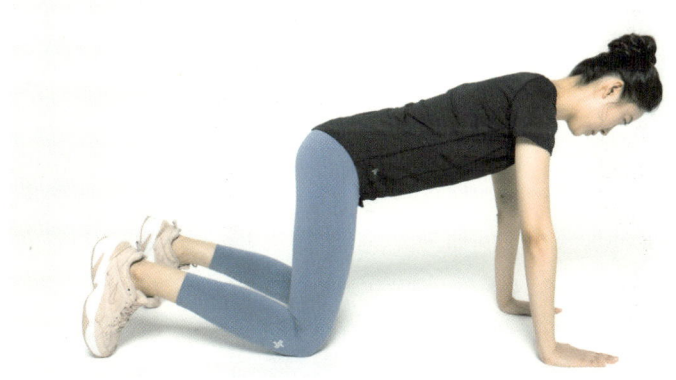

데드리프트

코어 중에서 허리 근육을 강화시켜주는 운동으로 집중력 향상에 효과가 있으며 오래 앉아있는 학생들에게 좋은 동작입니다.

① 발을 어깨너비로 벌리고 손을 허벅지 위에 올려줍니다.

② (습) 무릎을 구부리는 동시에 엉덩이를 뒤로 빼며 상체를 숙여 손을 천천히 내려줍니다. 이때 허리가 굽지 않게 유지하면서 유연성이 허락하는 만큼 손을 내려 줍니다.

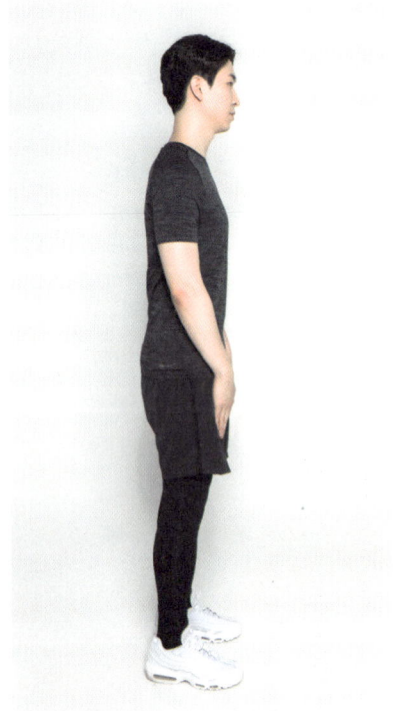
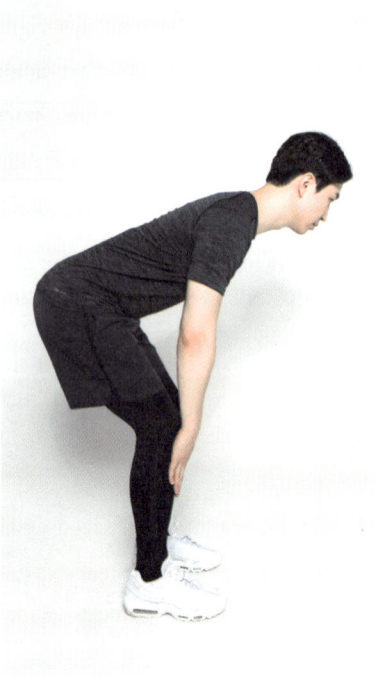

【주의】 허리가 구부러지면 허리에 무리를 주게 되므로 유연성이 가능한 범위까지만 내려가 주셔야 합니다.

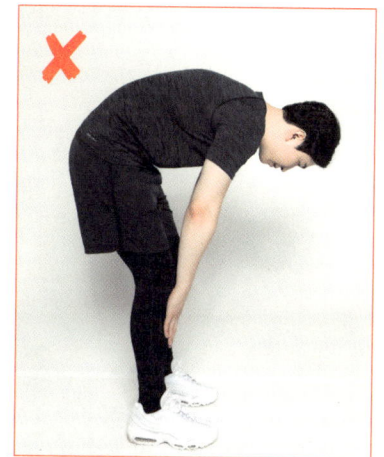

③ (후) 천천히 준비 자세로 돌아와 줍니다. 필요한 횟수만큼 반복합니다.

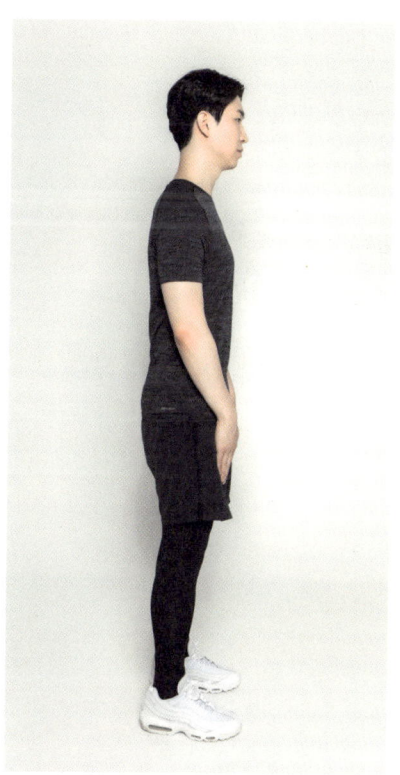

슈퍼맨

　허리와 엉덩이를 포함한 코어 근육을 강화시켜주는 운동으로 집중력 향상 효과가 있으며, 온몸을 들어 올리는 운동인 만큼 칼로리 소모도 크기 때문에 짧은 시간에 운동 효과를 극대화할 수 있는 동작입니다.

① 엎드려 누운 상태에서 팔을 앞으로 뻗어 준비 자세를 만들어줍니다.

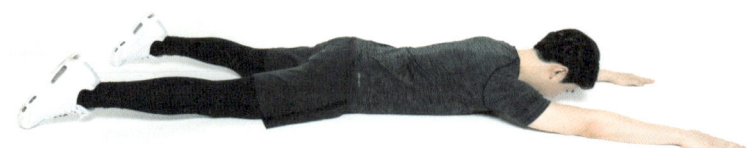

② (후) 상체와 하체를 천천히 들어 올려줍니다. 2~3초간 버텨줍니다.

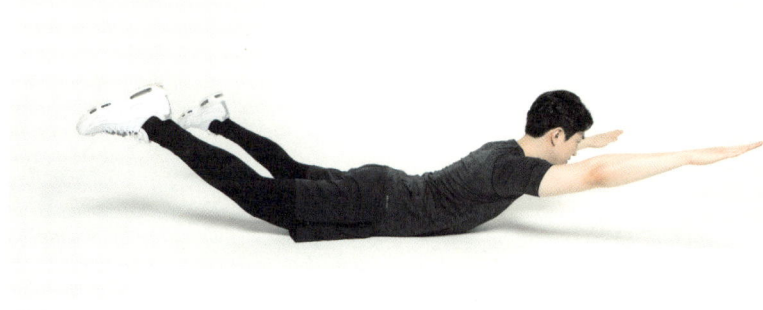

③ (습) 천천히 준비 자세로 돌아와 줍니다. 필요한 횟수만큼 반복합니다.

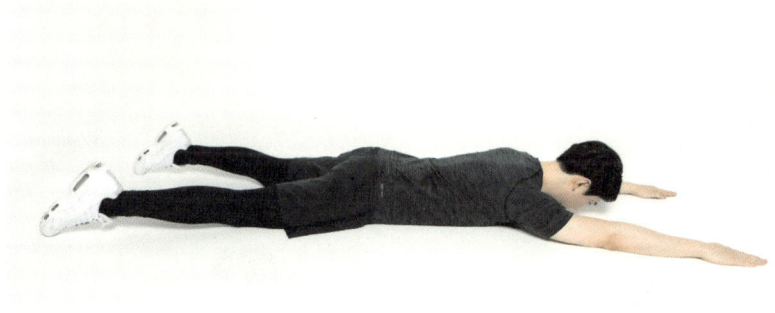

원더우먼

허리와 엉덩이를 포함한 코어 근육을 강화시켜 집중력 향상을 도와주고 등 상부의 안정화를 만들어줘 좀 더 바른 체형을 만들어줍니다.

① 엎드린 상태에서 팔을 앞으로 뻗어 준비 자세를 만들어줍니다. 시선은 바닥을 향합니다.

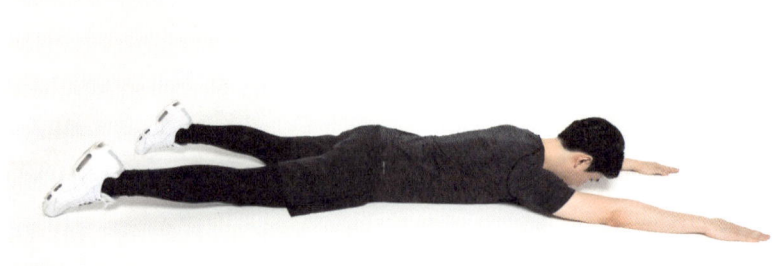

② (후) 상체와 하체를 천천히 들어 올려줍니다.

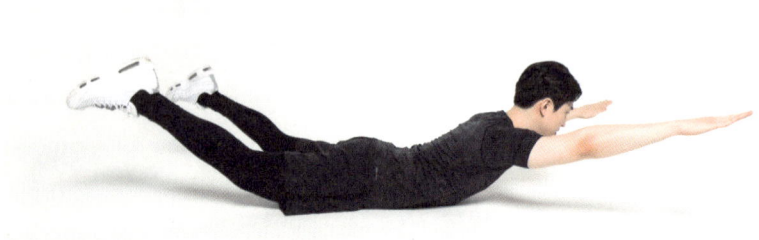

③ (습) 허리와 엉덩이의 힘을 준 상태에서 등 상부를 모은다는 느낌으로 팔을 뒤로 접으며 W자를 만들어줍니다.

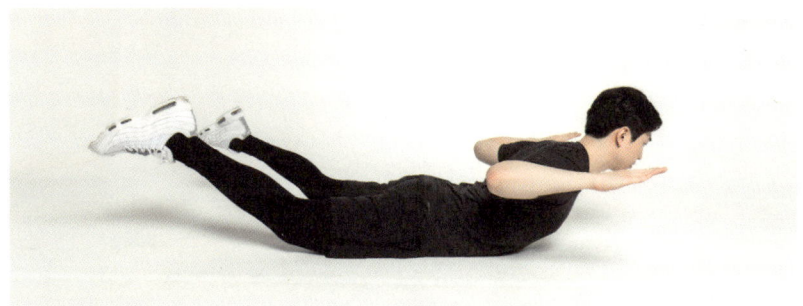

④ (후) 등을 다시 펴주며 팔을 앞으로 뻗어줍니다.

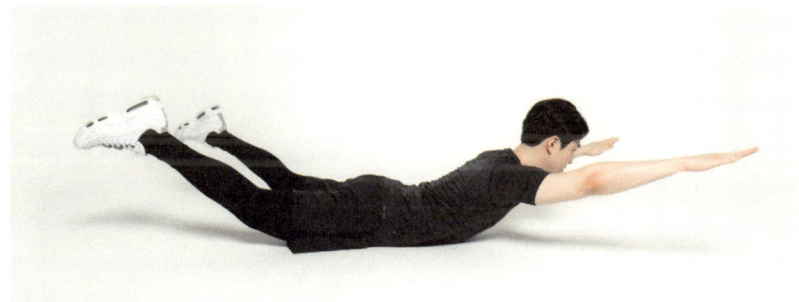

⑤ (습) 천천히 준비 자세로 돌아와 줍니다. 필요한 횟수만큼 반복합니다.

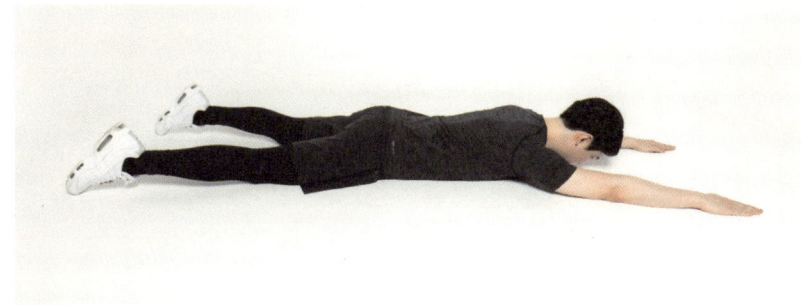

목덜미가
뻐근하고 뭉친다면
거북목 개선 운동

공부하다가 목덜미가 뻐근하다거나 뭉치는 느낌이 들어 집중이 흐트러질 때가 있습니다. 그 원인은 거북목일 가능성이 있으며 이는 가만히 있는데도 거북이처럼 목이 앞으로 나온 자세를 말합니다. 정도의 차이는 있겠지만 다수의 학생들이 이 증상을 가지고 있습니다. 고개가 1cm 앞으로 나올 때마다 우리의 목뼈에는 2~3kg의 하중이 더 실리게 되고 최대 15kg까지 하중이 실릴 수 있습니다. 이로 인해 목덜미가 뻐근하고 뭉치게 되는 것이며 이 상태를 계속 방치할 경우 통증을 유발하게 되고 심하면 목 디스크로 발전할 수 있습니다. 개선을 위해서는 평상시 바른 자세를 취하고 추가로 거북목 개선 운동을 해주신다면 효과를 보실 수 있습니다. 거북목 개선 운동은 목 주변 근육의 스트레칭과 강화 운동을 말합니다.

- 거북목 개선 스트레칭-목 뒤
- 거북목 개선 스트레칭-목 앞
- 거북목 개선 스트레칭-목 옆
- 거북목 개선 강화 운동

거북목 개선 스트레칭 – 목 뒤

집중하여 공부하다 보면 목이 앞으로 나오기 마련인데 이 동작은 그로 인해 뻐근한 목을 개선하는데 도움을 줍니다.

① 양손을 들어 머리 뒤로 깍지를 낍니다.
② 머리를 지그시 누르며 5~10초간 뒷목을 스트레칭 해줍니다.

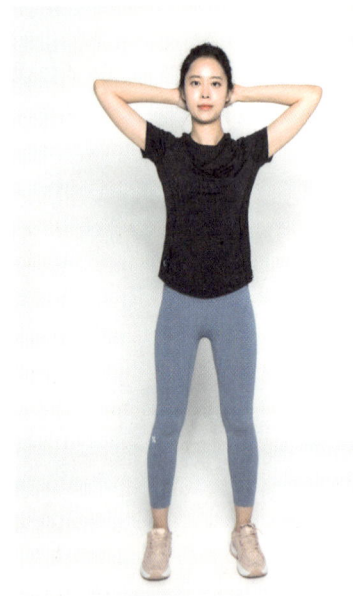
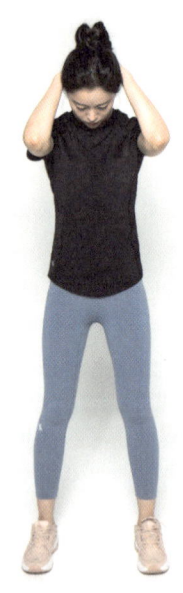

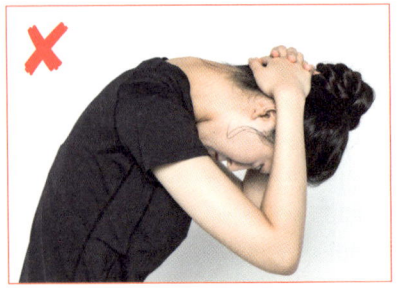

【주의】 등이 말리면 뒷목이 덜 스트레칭 되므로 주의합니다.

【응용】 오른쪽, 왼쪽 45도 방향으로 목을 눌러줍니다. 이때 손바닥이 귀를 덮지 않게 합니다.

③ 천천히 시작 자세로 돌아와 줍니다. 필요한 횟수만큼 반복합니다.

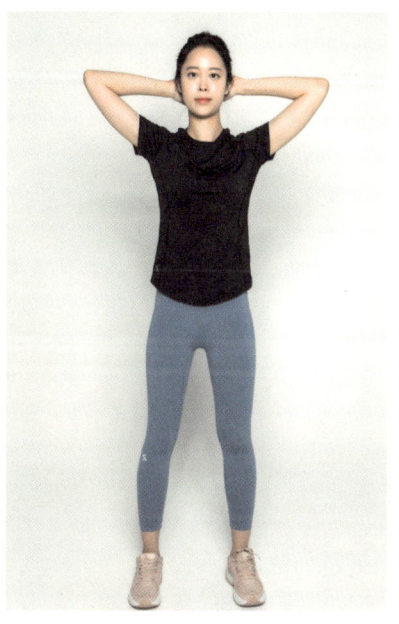
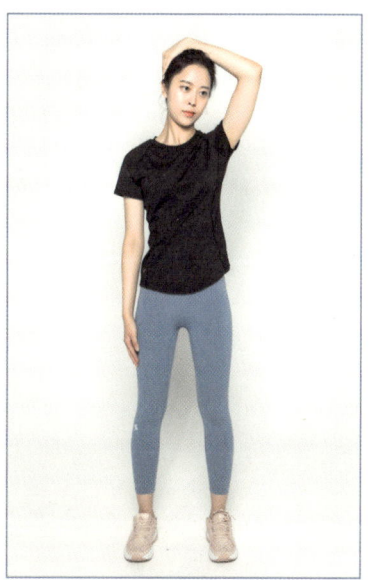
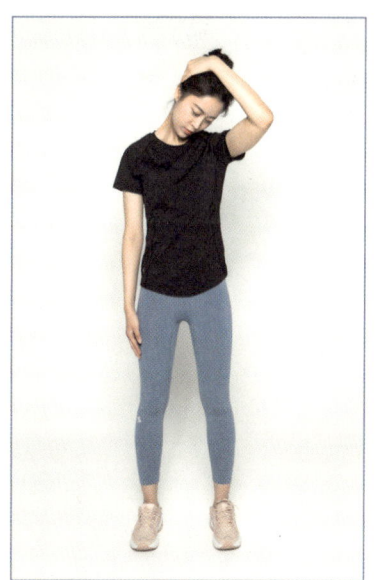

거북목 개선 스트레칭 - 목 앞

문제를 풀다 보면 자꾸만 고개가 숙여지는데요, 이럴 때 고개를 뒤로 젖히는 이 동작을 해주신다면 목 앞의 근육을 자극하게 되어 거북목이 개선됩니다.

① 두 손의 엄지손가락을 턱 밑에 갖다 댄다.

② 엄지손가락으로 턱을 지그시 밀어 올려줍니다. 5~10초간 멈춰 스트레칭 해줍니다.

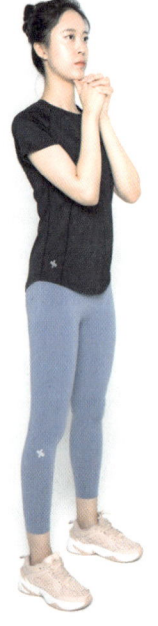
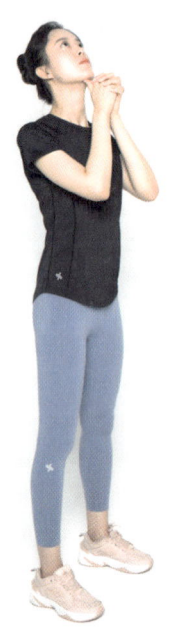

【응용】 오른쪽, 왼쪽 45도 방향으로 목을 스트레칭해줍니다.

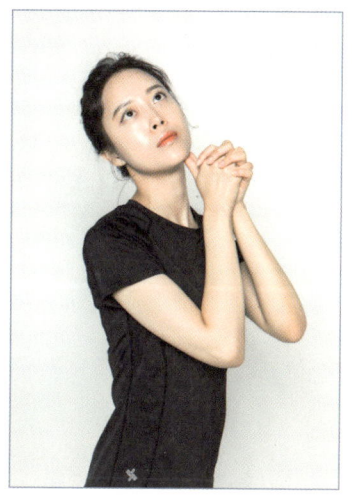

③ 천천히 시작 자세로 돌아와 줍니다. 필요한 횟수만큼 반복합니다.

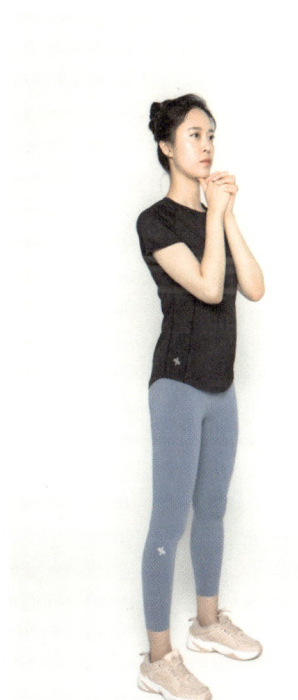

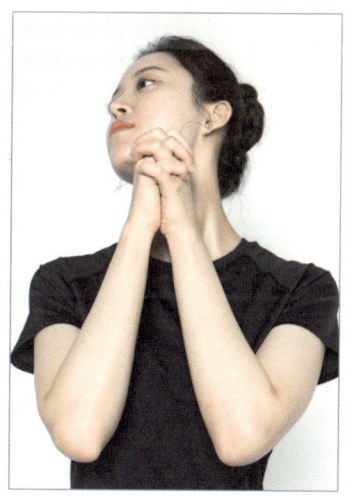

거북목 개선 스트레칭 – 목 옆

학교나 학원에서 쉽게 따라 할 수 있는 스트레칭으로, 목과 그 주변을 늘려주어 뭉친 근육을 시원하게 풀어줍니다.

① 왼손을 들어 머리 위를 지나 왼쪽 귀를 덮어줍니다.

② 왼쪽으로 지그시 누르며 반대쪽 어깨를 아래로 눌러줍니다. 5~10초간 스트레칭 해줍니다.

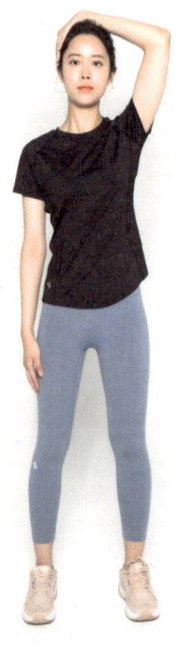
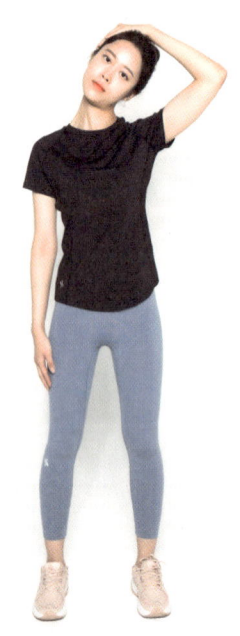

【주의】 어깨가 위로 들린다면 목과 그 주변이 덜 스트레칭 되므로 주의합니다.

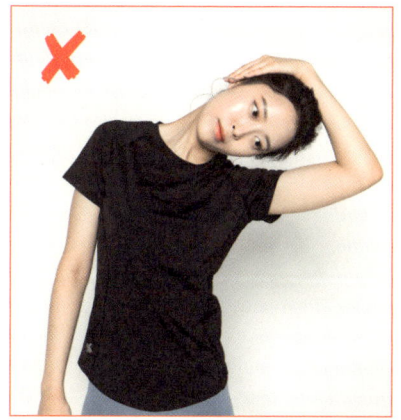

③ 천천히 시작 자세로 돌아와 줍니다. 반대쪽 방향도 실시해 줍니다. 오른쪽, 왼쪽 방향을 합쳐 1세트로 하며 필요한 횟수만큼 반복합니다.

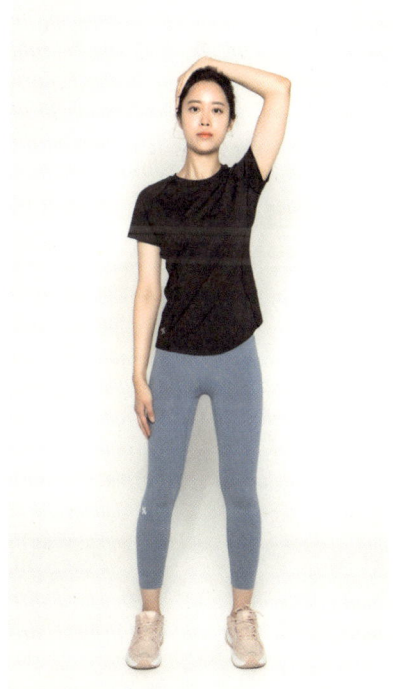

거북목 개선 강화 운동

거북목으로 인해 늘어나고 약해진 목 뒤 근육을 강화해주어 거북목이 개선됩니다.

① 양손을 깍지를 껴서 머리 뒤에 얹어 줍니다.

② 목과 머리는 뒤쪽 방향으로 밀어주면서 양손으로는 이의 반대 방향으로 힘을 주어 버텨줍니다. 5~10초간 유지해 줍니다.

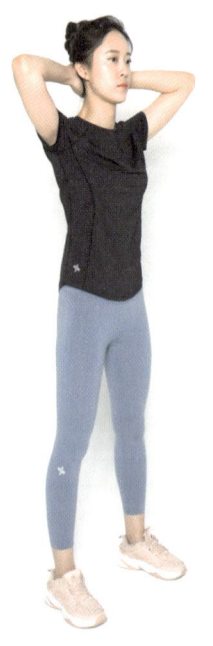 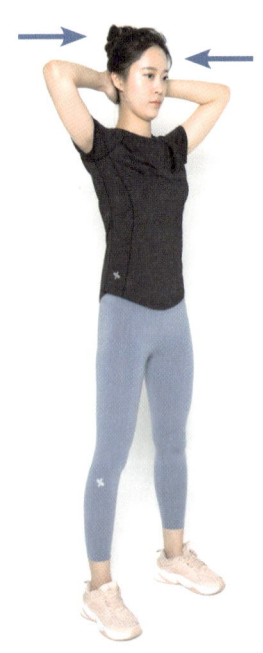

③ 천천히 시작 자세로 돌아와 줍니다.
　필요한 횟수만큼 반복합니다.

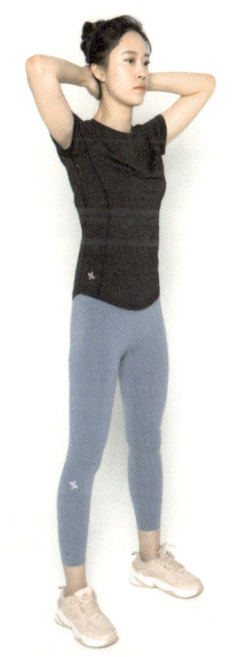

가장 많은
통증을 유발하는
말린 어깨, 굽은 등
개선 운동

가만히 앉아있는데 갑자기 허리와 골반이 아프다거나 시험을 보는 중에 등과 어깨가 뻐근하다면 학업에 지장을 주게 됩니다. 그 원인은 굽은 등, 말린 어깨일 가능성이 있으며 이는 어깨가 안으로 말리고 등이 둥글게 굽은 자세를 말합니다. 이 자세는 상체가 앞으로 쏠리게 되면서 흉추후만 굴곡 각도가 커지게 되어 등이 굽고 견갑골의 위치에 변화가 생겨 어깨가 안쪽으로 말리게 되는 겁니다. 이는 척추 건강에 영향을 주게 되고 이렇듯 많은 통증을 유발하게 됩니다. 개선을 위해서는 평상시 바른 자세를 취하고 추가로 말린 어깨, 굽은 등 개선 운동을 해주신다면 효과를 보실 수 있습니다. 말린 어깨, 굽은 등 개선 운동은 가슴근육과 체간부 근육의 스트레칭 그리고 후면 삼각근과 등 근육의 강화 운동을 말합니다.

- 말린 어깨 개선 스트레칭-1
- 말린 어깨 개선 스트레칭-2
- 말린 어깨 개선 강화 운동
- 굽은 등 개선 스트레칭-1
- 굽은 등 개선 스트레칭-2
- 굽은 등 개선 강화 운동

말린 어깨 개선 스트레칭-1

스마트폰을 자주 보다 보면 어깨가 안으로 말리게 되는데, 이 동작은 말린 어깨를 반듯하게 펴줍니다.

① 팔을 펴 손을 어깨높이까지 들고 벽을 짚어 줍니다. 이때 시선은 정면을 바라봅니다.

② 몸통을 틀어주어 가슴과 어깨 근육을 5~10초간 늘려줍니다.

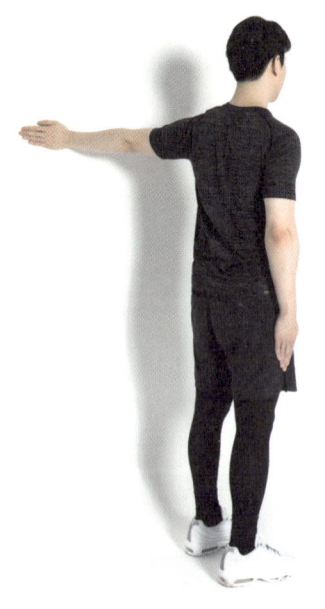 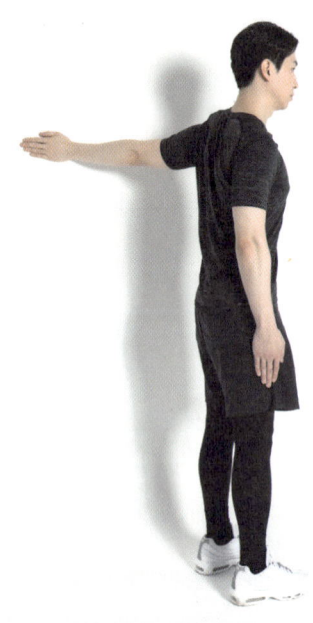

【주의】 시선이 바닥을 향하면 목에 무리를 주게 되므로 주의합니다.

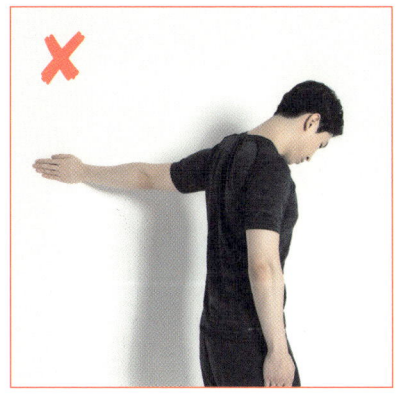

③ 천천히 준비 자세로 돌아와 줍니다. 반대쪽 방향도 실시해 줍니다. 오른쪽, 왼쪽 방향을 합쳐 1세트로 하며 필요한 횟수만큼 반복합니다.

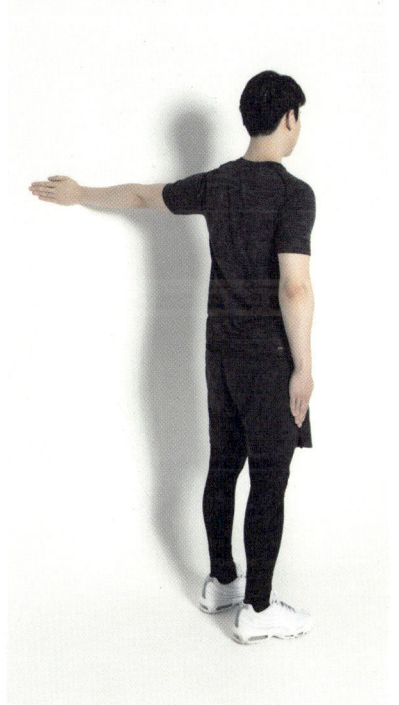

【응용】 손의 위치를 어깨높이보다 높게 또는 낮게 하여 실시합니다. 다양한 각도에서 스트레칭 해 준다면 좀 더 효과적으로 근육을 풀어줄 수 있습니다.

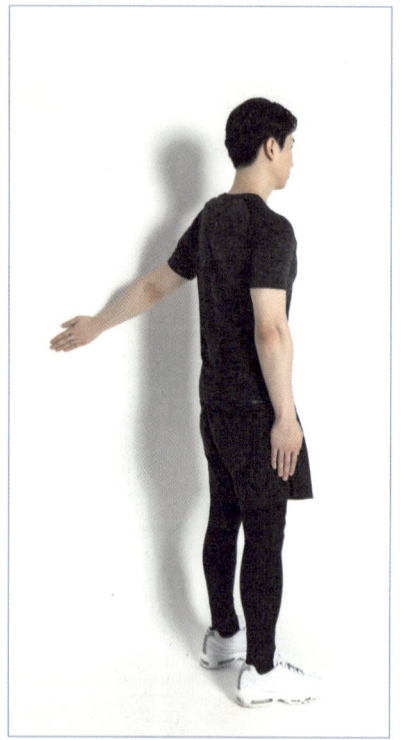 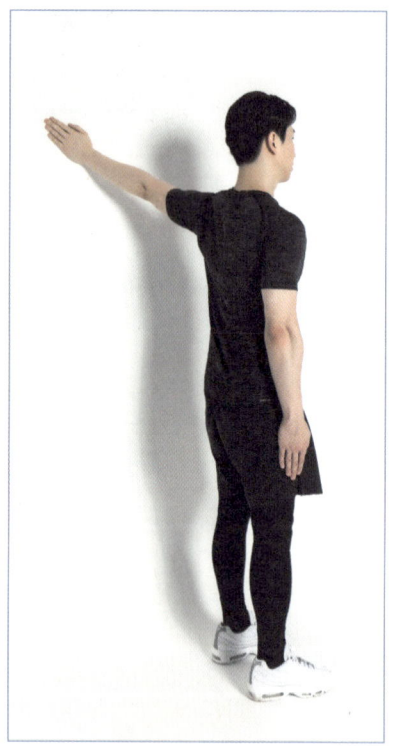

말린 어깨 개선 스트레칭-2

동영상을 시청하며 집중하다보면 자연스럽게 어깨가 구부정해집니다. 이 동작을 하면 뻣뻣해진 어깨가 펴지면서 개운해집니다.

① 양팔을 펴고 등 뒤로 뻗어 깍지를 끼워줍니다.

② 팔을 들어 올려 가슴과 어깨 근육을 5~10초간 늘려줍니다.

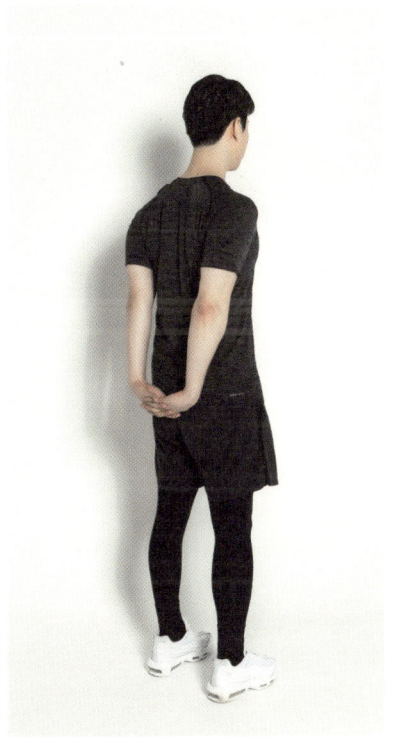
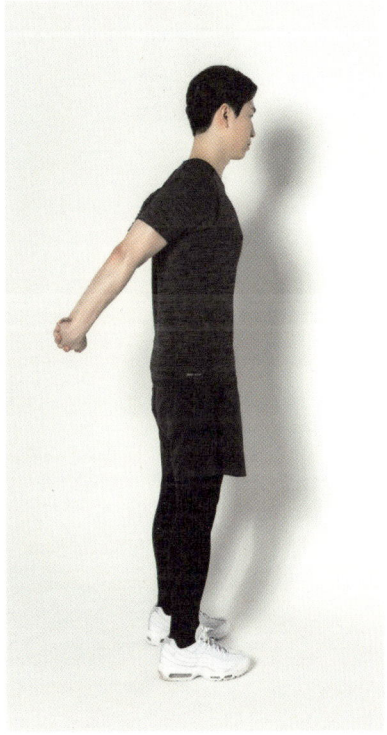

【주의】 시선이 바닥을 향하면 목에 무리를 주게 되므로 주의합니다.

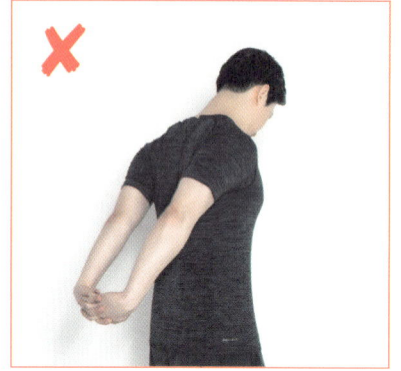

③ 천천히 시작 자세로 돌아와 줍니다. 필요한 횟수만큼 반복합니다.

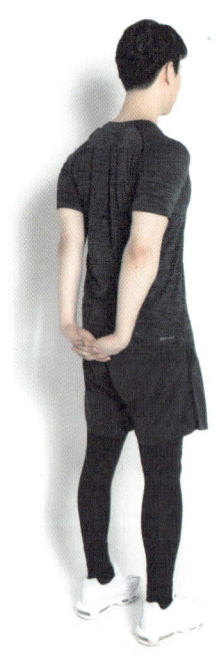

말린 어깨 개선 강화 운동

어깨 후면의 근육을 강화시켜주는 동작으로 말린 어깨를 반듯하게 펴줍니다.

① 손등이 아래로 향하도록 양손으로 밴드를 잡아줍니다.

② 밴드를 좌우로 천천히 늘려줍니다.

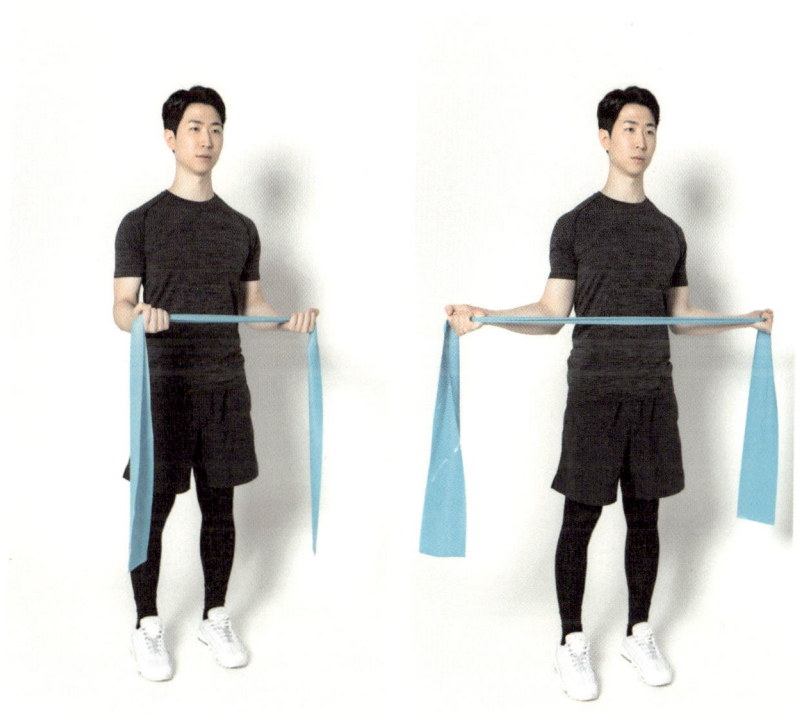

【주의】손이 팔꿈치보다 과하게 내려가지 않도록 주의합니다.

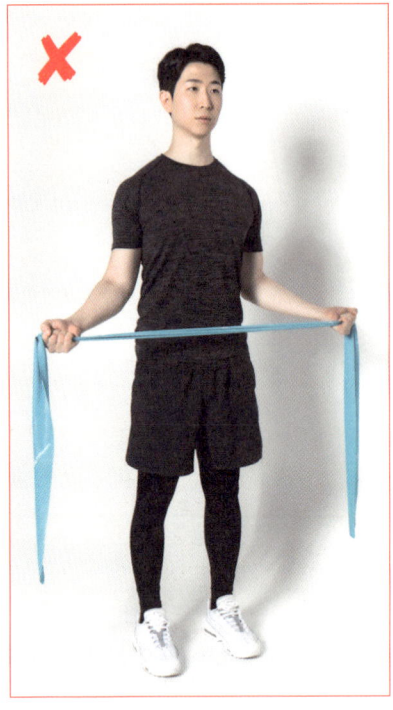

③ 천천히 시작 자세로 돌아와 줍니다. 필요한 횟수만큼 반복합니다.

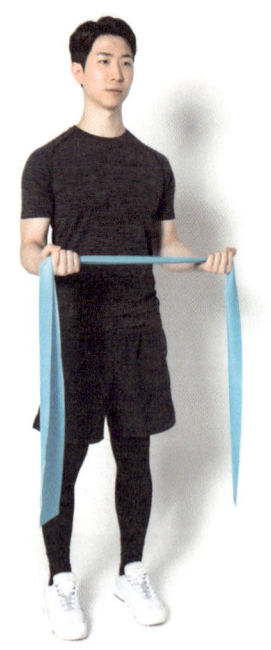

굽은 등 개선 스트레칭 - 1

의자에 앉아있는 학생들 대부분이 등이 굽어 있는데요. 이 동작은 굽어 있는 등을 바르게 펴줍니다.

① 양팔을 어깨높이로 들어 올린 다음 팔꿈치를 90도로 구부려 줍니다.

② 등 상부를 모은다는 느낌으로 양팔을 지그시 뒤로 젖혀줍니다. 5~10초간 버텨 줍니다.

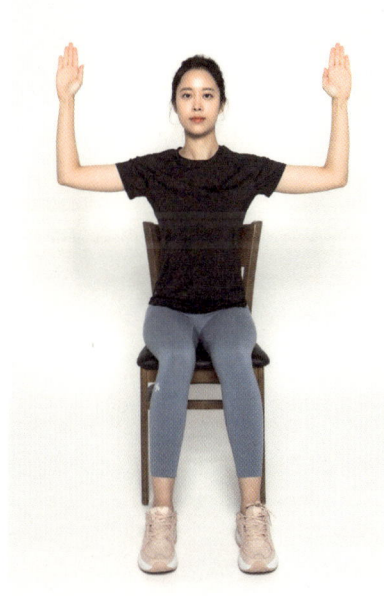
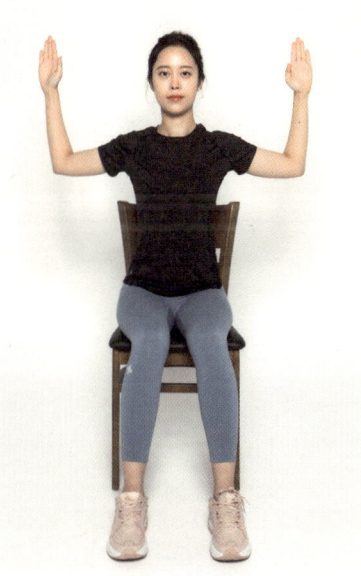

③ 천천히 준비 자세로 돌아와 줍니다.
　 필요한 횟수만큼 반복합니다.

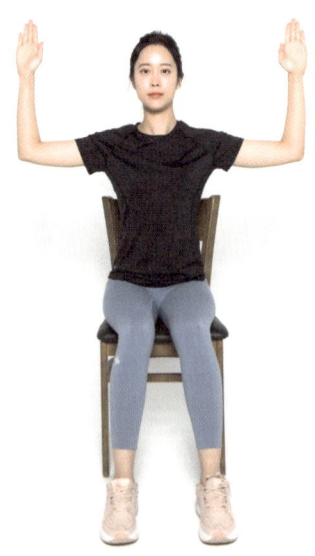

굽은 등 개선 스트레칭 - 2

공부할 때 등이 구부정하게 휜 학생들이 많은데요. 이 동작은 굽은 등을 바르게 펴주어 좀 더 안정적인 자세를 만들어줍니다.

① 양손에 깍지를 껴 머리 뒤에 놓습니다.
② 팔꿈치를 최대한 뒤쪽 방향으로 보내줍니다.

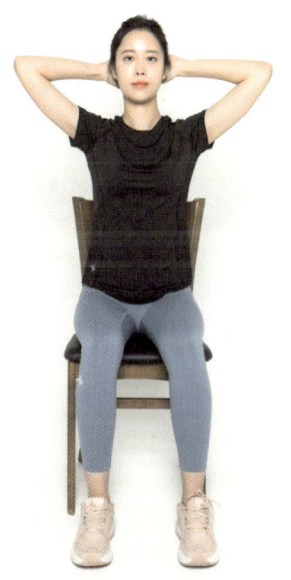
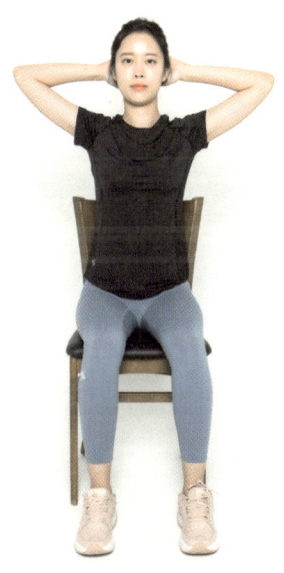

③ 천천히 천장을 바라봅니다. 5~10초 간 버텨줍니다.

④ 양손으로 머리를 잘 받쳐주면서 다시 정면을 바라봅니다.

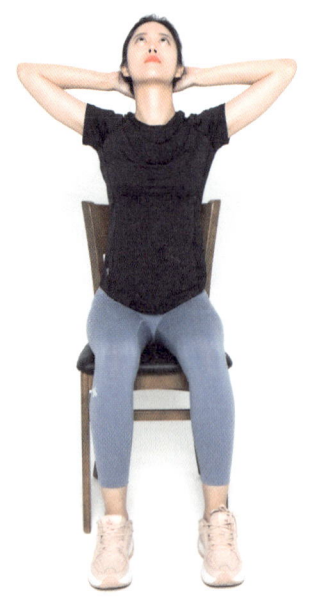 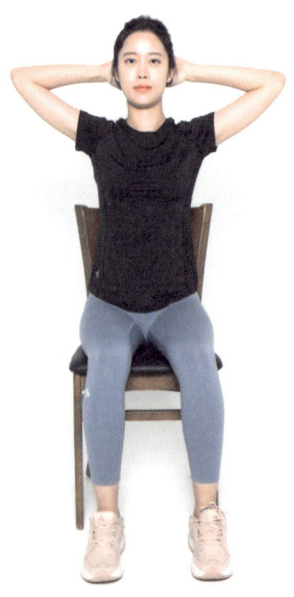

⑤ 시작 자세로 돌아와 줍니다. 필요한
   횟수만큼 반복합니다.

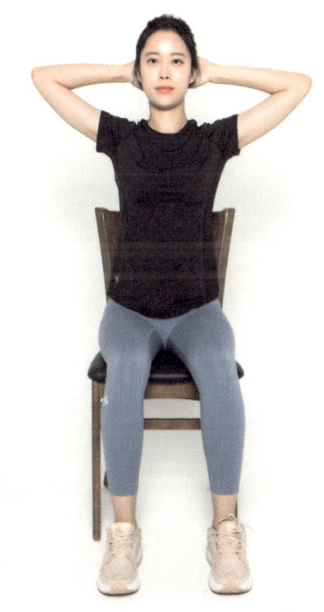

굽은 등 개선 강화 운동

등의 근육을 강화해주는 동작으로 굽은 등을 바르게 펴줍니다.

① 다리를 펴고 앉은 상태에서 밴드를 양손에 감고 발바닥에 대어 고정해 줍니다.

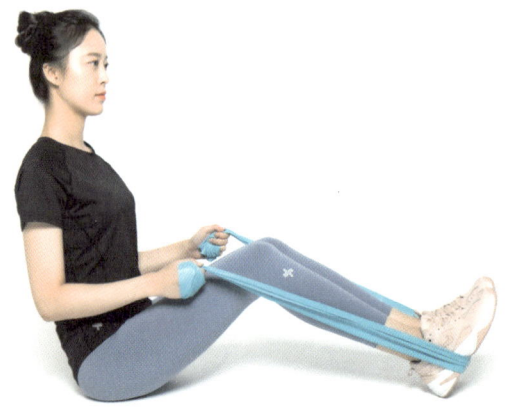

② (후) 밴드를 뒤로 잡아당겨 줍니다.

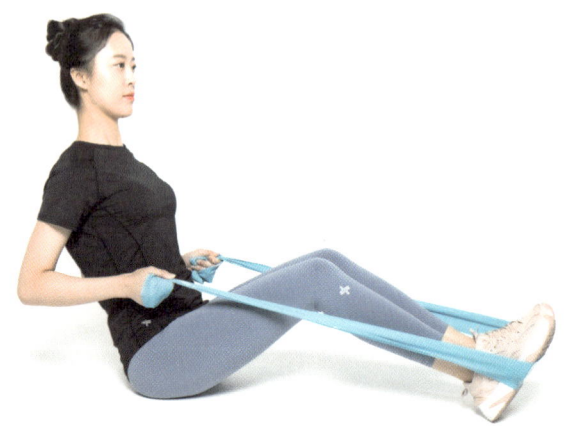

【주의】 고개가 숙여지지 않도록 주의합니다.

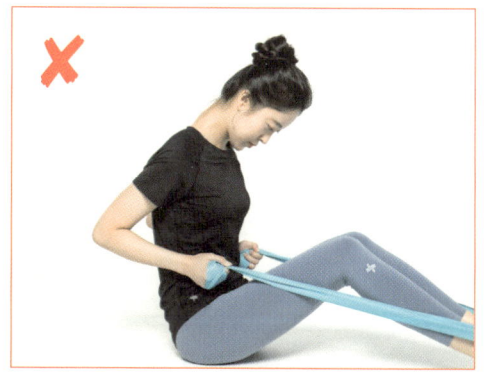

③ (습) 천천히 시작 자세로 돌아와 줍니다. 필요한 횟수만큼 반복합니다.

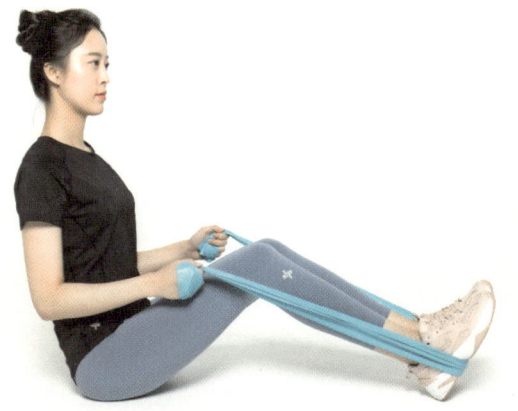

비만도 문제가 된다! 비만 학생을 위한 다이어트 운동

공부도 중요하지만 가장 중요한 것은 건강입니다. 건강은 한 번 잃어버리면 되돌리기 쉽지 않습니다. 보편적으로 체중과 나쁜 건강은 U자 형태의 관계를 띄게 되고 매우 말랐거나 매우 과체중이면 건강상의 문제가 생길 수 있습니다. 과도한 다이어트는 피해야 하지만 본인의 체중이 비만의 경계선을 넘어섰다면 더이상 몸무게가 불어나지 않기 위해 다이어트 운동을 해야 합니다. 다이어트 운동은 칼로리 소모가 높은 유산소성 근력운동으로 구성해 놨으며 다이어트 식단을 운동과 병행하신다면 더 빠르게 효과를 보실 수 있습니다. 학생 여러분 적당한 체중을 유지하는 것은 자기관리의 일환입니다. 비만 학생들은 다이어트 운동을 통해서 적정 몸무게를 만들어주세요.

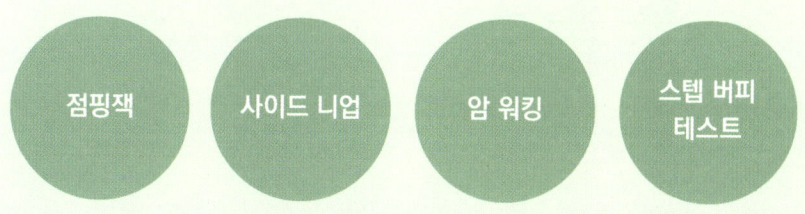

점핑잭

유산소성 운동으로 체지방 연소에 효과적이며 전신 근육을 사용하므로 근력 강화에도 탁월합니다. 흔히 '팔 벌려 뛰기'로 많이 알려져 있습니다.

① 발을 어깨너비로 벌리고 섭니다.

② 점프와 동시에 팔을 벌려 올려주면서 다리도 벌려 줍니다.

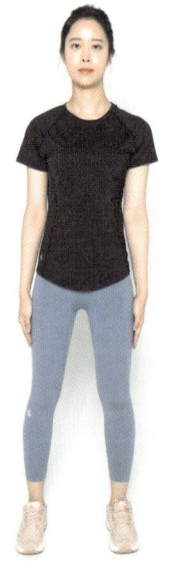
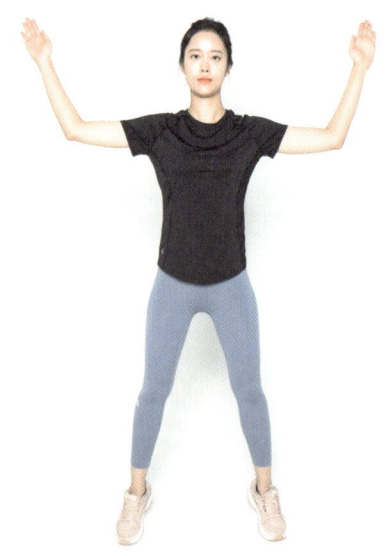

③ 양발을 모아주고 양손은 머리 뒤로 올려줍니다.

④ 점프와 동시에 팔을 벌려 내려주면서 다리도 벌려 줍니다.

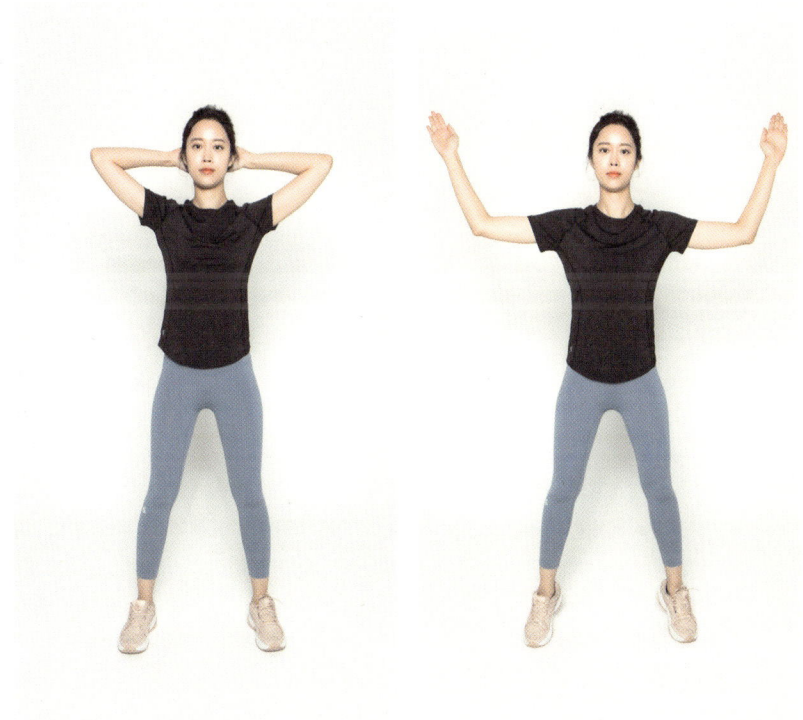

⑤ 준비자세로 돌아와 줍니다. 필요한
   횟수만큼 반복합니다.

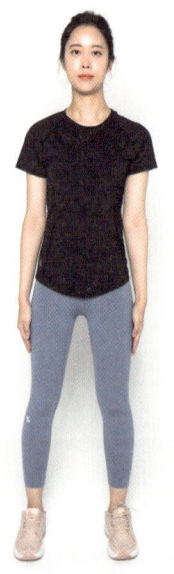

사이드 니업

유산소 운동으로 체지방이 연소되는 효과가 있기 때문에 다이어트가 필요한 학생들에게 매우 좋은 동작입니다.

① 발을 어깨너비로 벌리고 양손을 머리 뒤로 얹고 바르게 서줍니다.

② 오른쪽 팔꿈치와 무릎이 서로 닿도록 상체를 기울이며 무릎을 들어 올립니다.

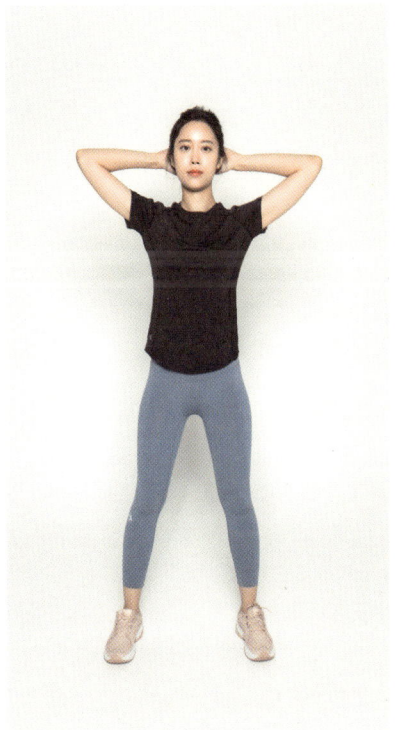
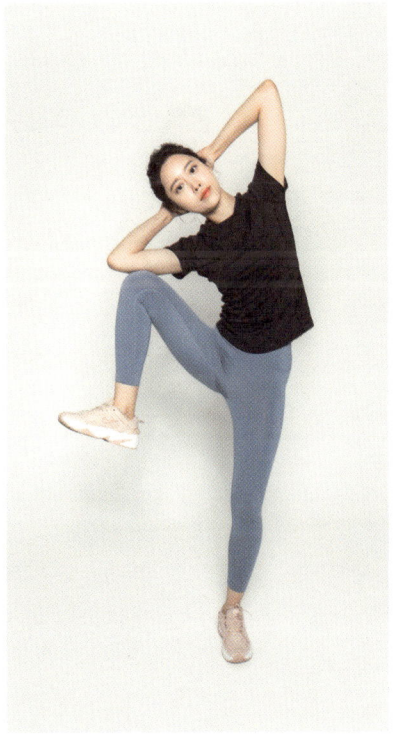

③ 준비 자세로 돌아와 줍니다. 반대쪽 방향도 실시해 줍니다. 오른쪽, 왼쪽 방향을 합쳐 1세트로 하며 필요한 횟수만큼 반복합니다.

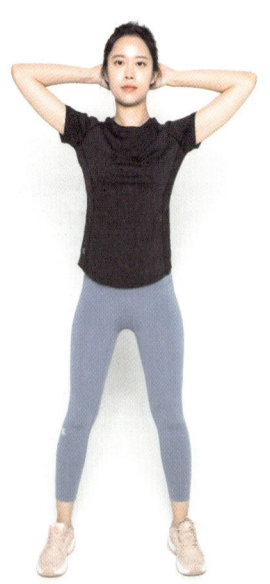

암 워킹

근력 운동과 유산소 운동 효과를 동시에 얻을 수 있는 운동으로, 특히 상체의 기본적인 근력과 코어 근육 사용하며 칼로리 소모가 높기 때문에 다이어트에 효과적인 동작입니다.

① 발을 어깨너비로 벌리고 섭니다.

② 상체를 숙여 양손으로 바닥을 짚습니다. 이때 무릎을 살짝 굽히셔도 됩니다.

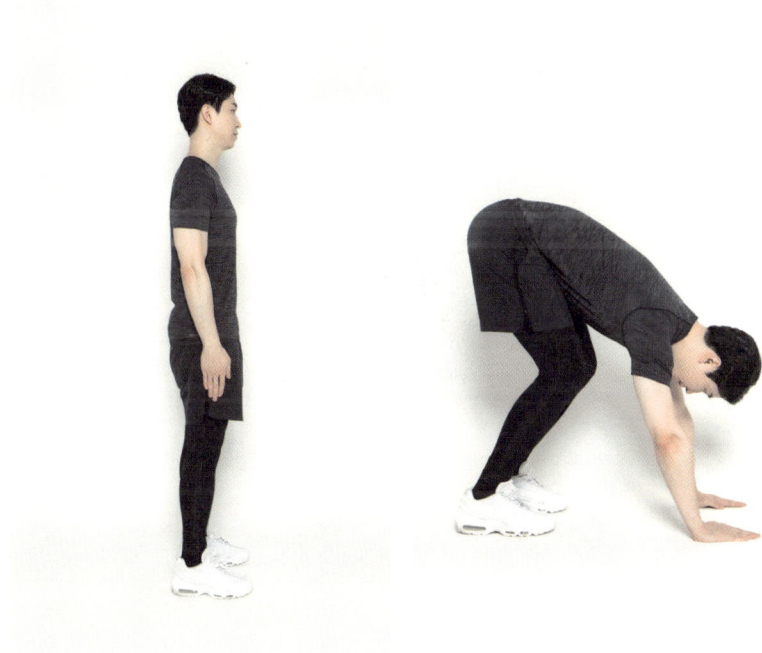

【주의】 뒤꿈치가 들리게 되면 중심이 흔들릴 수 있으므로 주의합니다.

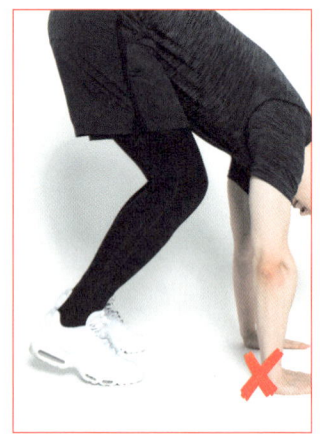

③ 팔로 걷는 것처럼 한 손씩 앞으로 짚으며 이동합니다.

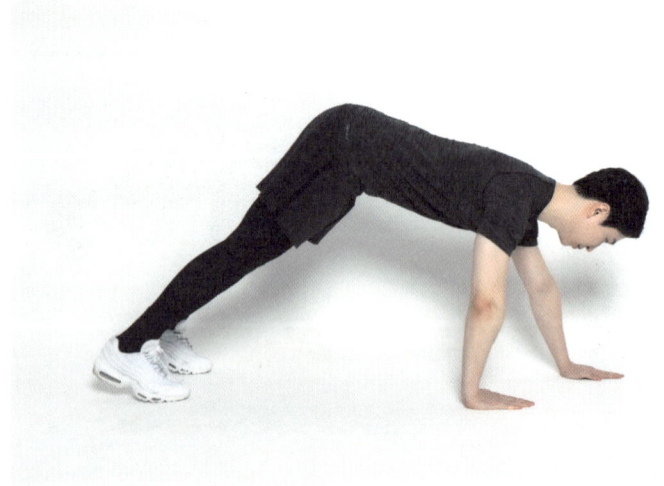

④ 몸(머리/등/허리/엉덩이/다리)이 일자가 될 때까지 앞으로 이동해 줍니다. 이때 양팔이 평행이 되도록 만들어줍니다.

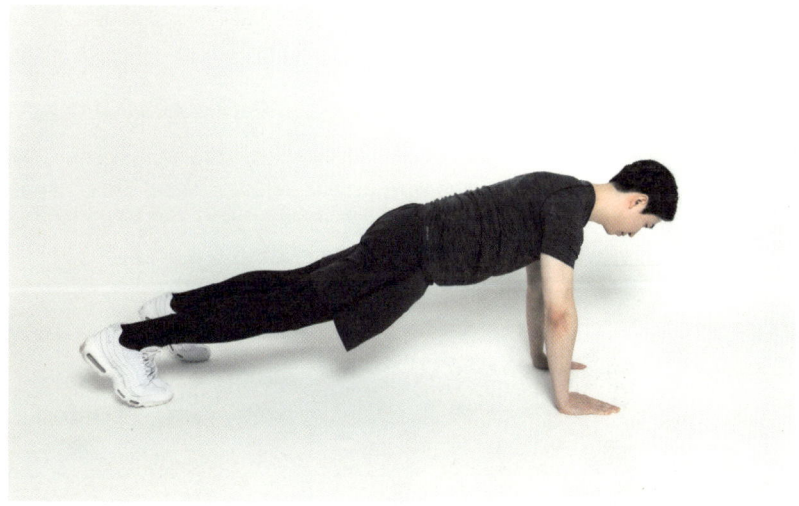

⑤ 이번엔 거꾸로 한 손씩 발 쪽으로 짚으며 이동합니다.

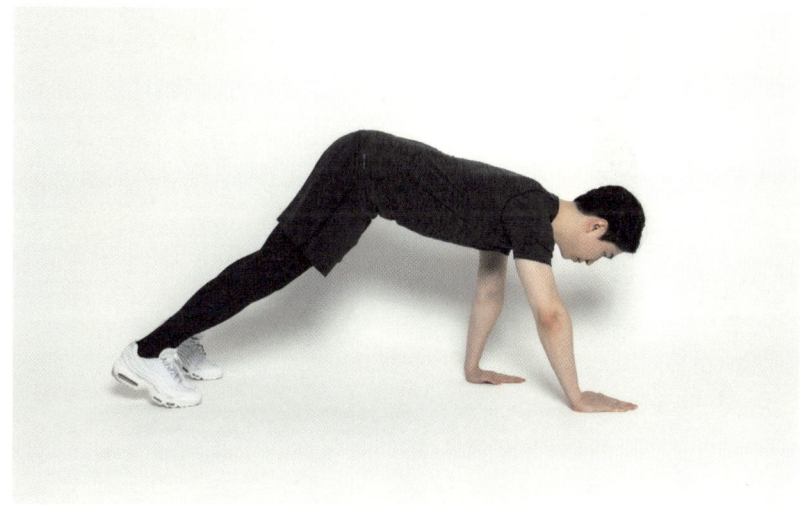

⑥ 준비 자세로 돌아와 줍니다. 필요한
  횟수만큼 반복합니다.

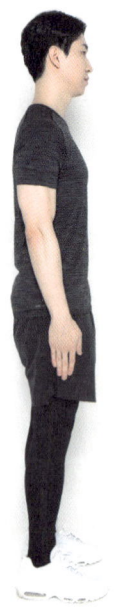

스텝 버피 테스트

다이어트에 효과적인 전신을 고루 사용하는 유산소성 근력 운동으로 체력 향상에도 도움이 됩니다.

① 발을 어깨너비로 벌리고 섭니다.

② 무릎을 굽히며 상체를 숙여 줍니다. 양손으로는 바닥을 짚습니다.

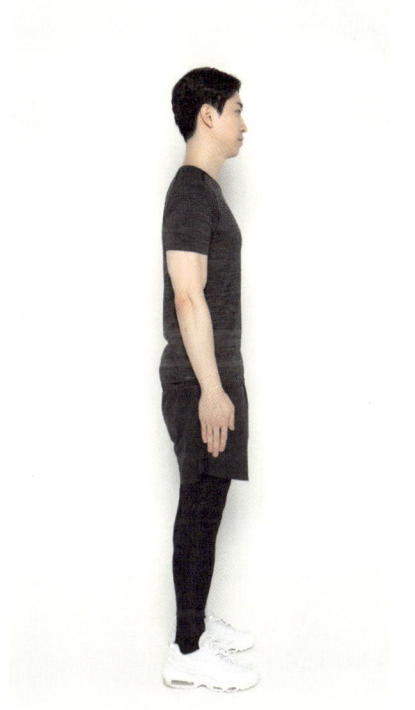
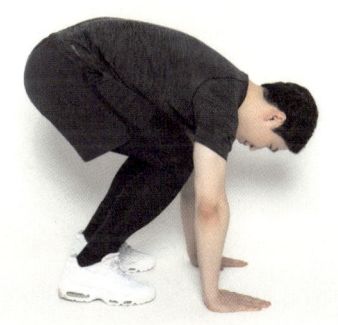

③ 한쪽 다리를 뒤로 뻗어줍니다.

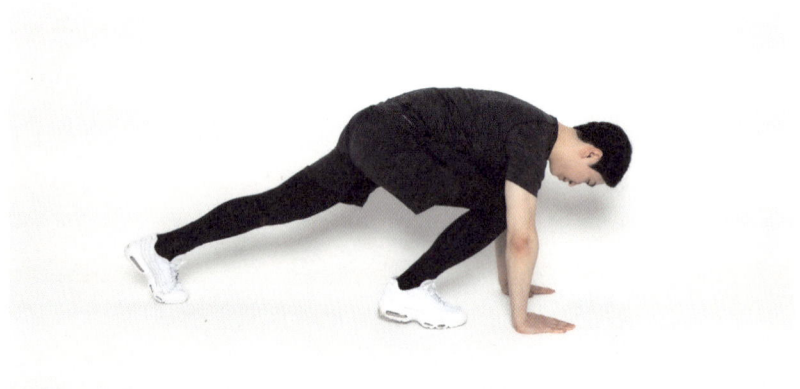

④ 나머지 다리도 뒤로 빼줍니다.

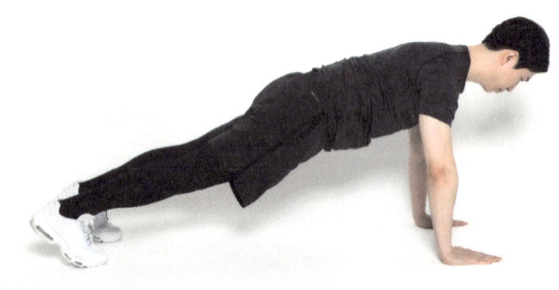

⑤ 한쪽 다리를 다시 앞으로 당겨줍니다.

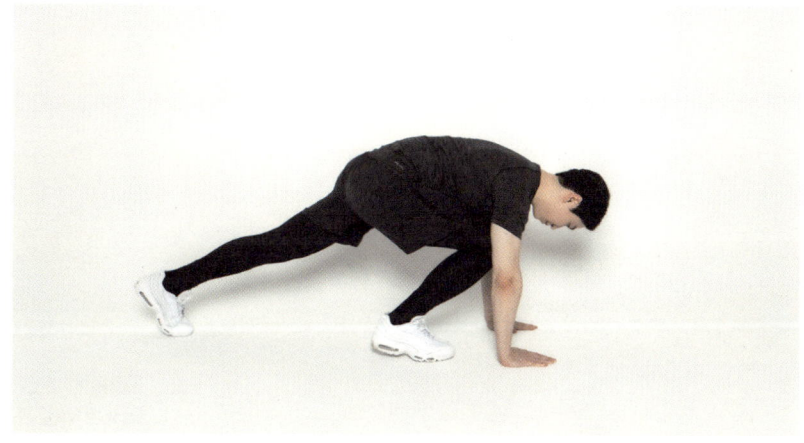

⑥ 나머지 다리도 당겨줍니다.

⑦ 준비 자세로 돌아와 줍니다. 필요한 횟수만큼 반복합니다.

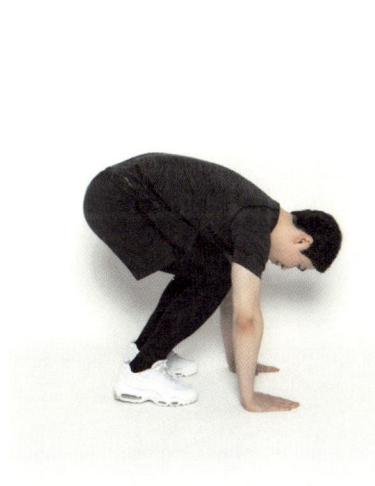

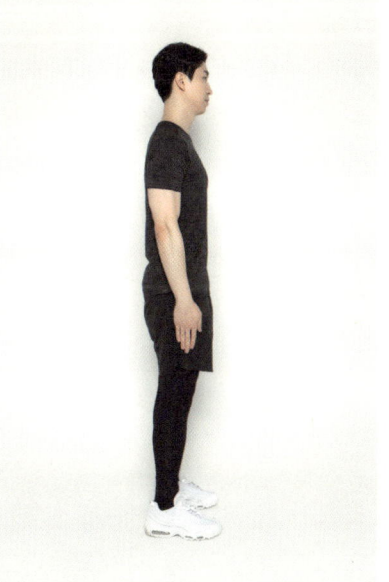

잠을 쫓아주는 스트레칭

공부하는 대입 준비생들에게 졸음은 가장 큰 적입니다. 잠을 줄일 수 있다면 더 많은 공부 시간을 확보할 수 있기 때문에 최대한 수면시간을 줄여야 하는 것이 우리가 안고 있는 숙제입니다. 그러나 잠을 줄이게 되면 깨어있는 공부 시간에 졸음이 몰려오곤 합니다. 이럴 때 우리는 잠을 깨기 위해서 여러 가지 방법을 쓰게 됩니다. 여기에는 세수하기, 커피 마시기, 껌 씹기, 손가락 사이 지압하기 등이 있으며 여기에 빠질 수 없는 것이 바로 스트레칭입니다. 스트레칭을 하게 되면 잠을 깨우고 하루종일 책상에 앉아 긴장된 근육을 풀어줄 수 있기 때문에 학생들에게 매우 효과적입니다. 잠을 쫓아주는 스트레칭은 학교나 독서실 의자에 앉아서 할 수 있는 스트레칭으로 준비했습니다. 공부는 해야 하는데 잠이 온다면 잠을 쫓아주는 스트레칭을 활용해 보세요.

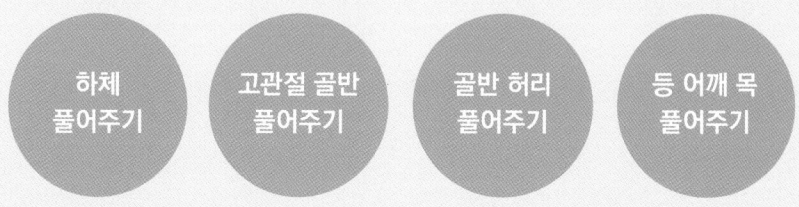

하체 풀어주기

의자에 장시간 앉아있느라 뻣뻣하게 굳은 하체 근육을 풀어주어 졸음을 쫓아보세요.

① 허리를 바르게 펴고 다리를 앞으로 쭉 뻗은 상태에서 무릎과 발을 붙여 줍니다.

② 상체를 숙여줍니다. 5~10초간 버텨 줍니다.

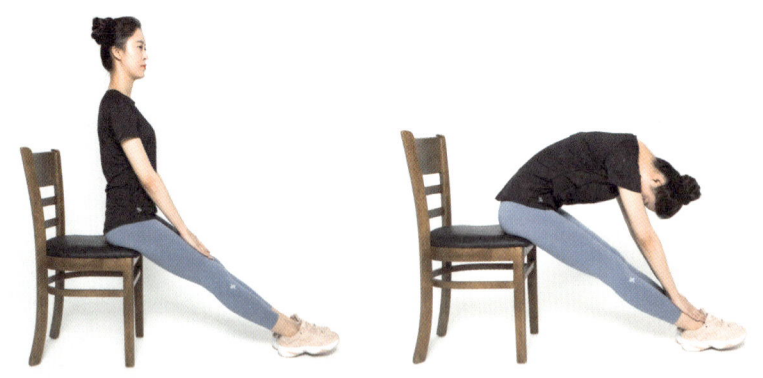

③ 시작 자세로 돌아와 줍니다. 필요한
   횟수만큼 반복합니다.

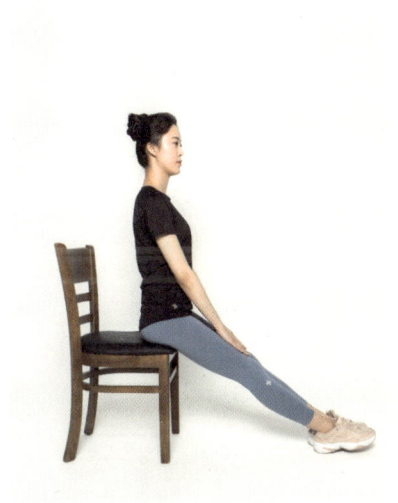

고관절 골반 풀어주기

장시간 앉아 있다 보면 졸음도 오고 고관절과 골반이 뻣뻣해지기 마련입니다. 이 운동은 졸음을 쫓아주는 것은 물론이고 뻣뻣해진 고관절과 골반을 풀어주는 동작입니다.

① 허리를 바르게 펴고 왼쪽 발을 오른쪽 무릎 위로 올립니다. 양손을 왼쪽 다리 무릎과 발목에 둡니다.

② 상체를 숙여줍니다. 5~10초간 버텨줍니다.

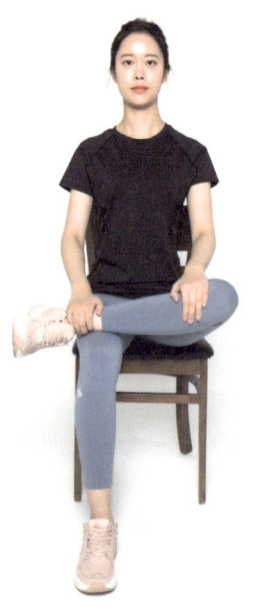
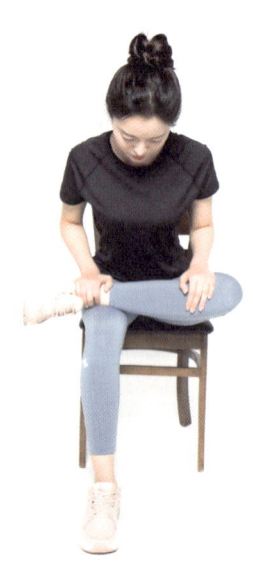

③ 시작 자세로 돌아와 줍니다. 오른쪽, 왼쪽 방향을 합쳐 1세트로 하며 필요한 횟수만큼 반복합니다.

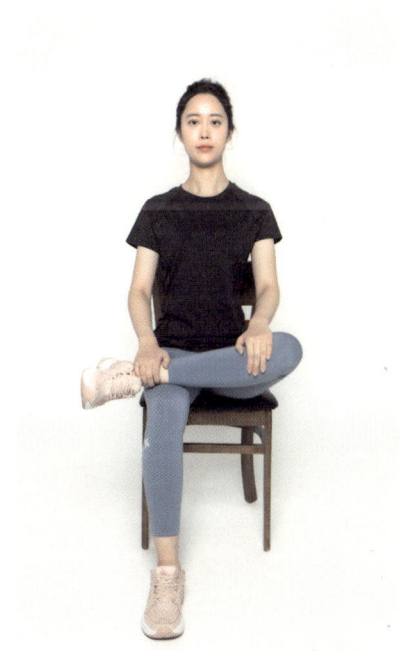

골반 허리 풀어주기

수업을 듣다가 졸음이 몰려오면 자세가 더 구부정해지기 마련입니다. 이 운동은 졸음을 쫓아주면서 골반과 허리도 개운하게 풀어주는 동작입니다.

① 허리를 바르게 펴고 앉습니다.

② 오른손을 왼쪽 무릎 바깥쪽에 대고 무릎을 밀어주면서 몸을 지그시 왼쪽으로 비틀어 줍니다. 5~10초간 버텨줍니다.

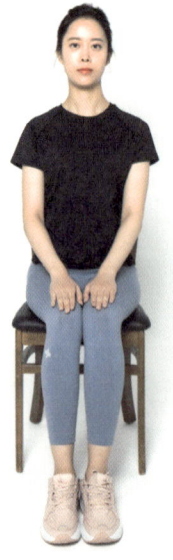
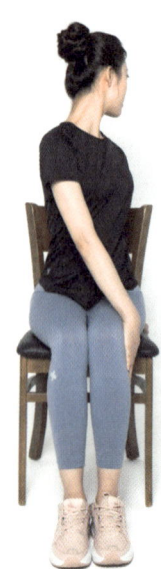

③ 반대쪽으로도 실시해 줍니다. 오른쪽, 왼쪽 방향을 합쳐 1세트로 하며 필요한 횟수만큼 반복합니다.

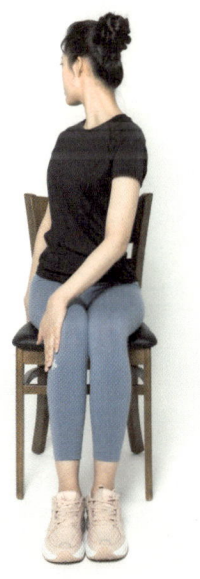

등, 어깨, 목 풀어주기

뻣뻣하게 굳어 있던 등, 어깨관절, 목이 개운해지면서 졸음이 날아 갑니다.

① 허리를 펴고 바르게 앉아서 양손은 깍지를 끼고 머리 위로 곧게 들어 올려줍니다.

② 천천히 천장을 바라봅니다. 이 상태로 5~10초간 멈춰줍니다.

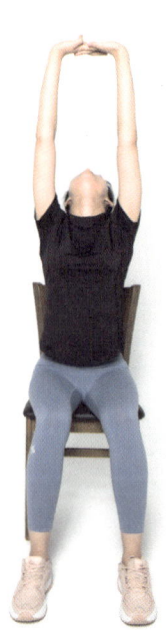

③ 다시 고개를 숙여 정면을 바라봅니다. ④ 상체를 지그시 오른쪽으로 기울여줍니다. 5~10초간 버텨줍니다.

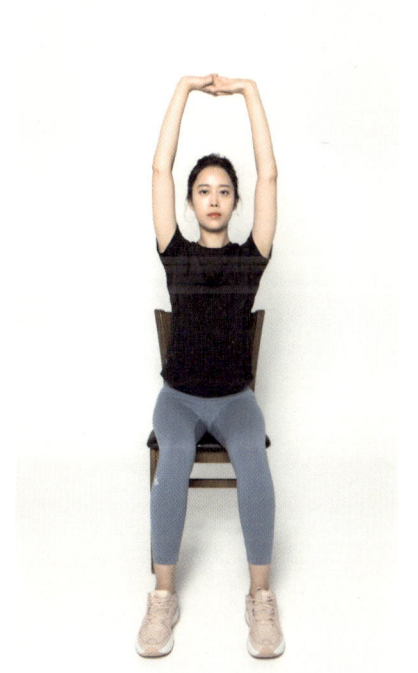
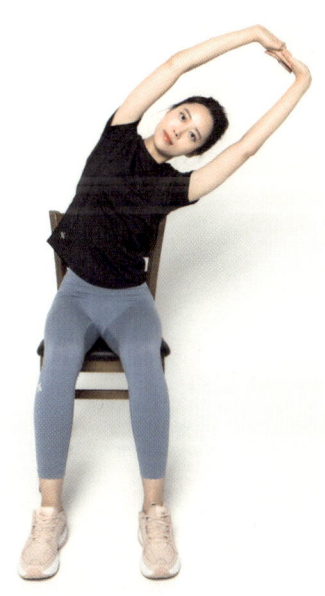

⑤ 반대편도 같은 방법으로 실시합니다. ⑥ 시작 자세로 돌아옵니다. 오른쪽, 왼쪽 방향을 합쳐 1세트로 하며 필요한 횟수만큼 반복합니다.

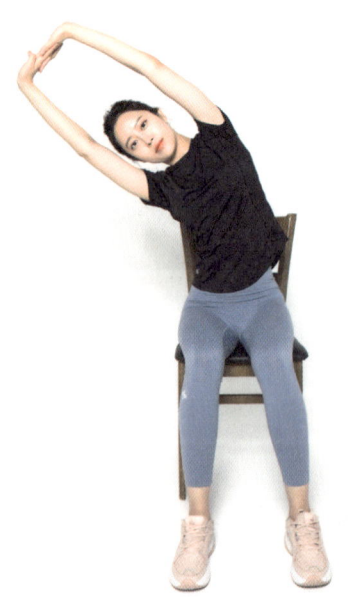 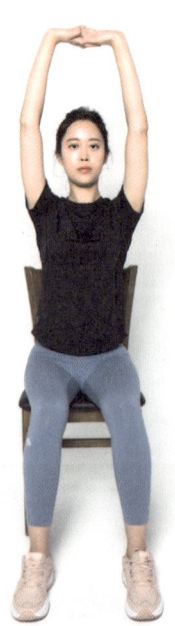

PART 5

'대입' 운동법
실천
이렇게 하라!

시작 전
체크 사항

잘못된 자세 체크하기

동작을 하다 보면 사람들이 중복적으로 틀리는 자세가 있는데 이 부분을 예시해 놨습니다. 운동하는 도중 거울을 자주 보면서 틀린 자세를 체크해 보아야 합니다. 틀린 자세로 운동을 한다면 특정 부위에 무리를 줄 수 있으며 그 동작의 운동 효과를 떨어뜨리게 됩니다. 운동의 효과를 높이고 관절을 보호하기 위해서는 바른 자세로 운동해야 합니다.

쉬는 시간은 1분을 넘기지 않기

누구에게나 시간은 귀하지만 대입 입시생이라면 시간이 더욱 귀하게 느껴질 겁니다. 가급적이면 쉬는 시간을 짧게 설정해주세요. 운동 시에 운동에 집중해주고 쉬는 시간을 줄인다면 짧은 시간에도 더 큰 효과를 얻으실 수 있을 겁니다. 초시계를 활용하시는 것도 좋은 방법입니다.

컨디션에 따라 운동 강도 조절하기

제가 짜 드린 프로그램 또는 자신이 정해둔 운동 프로그램을 계획대로 진행하는 것도 좋지만 자신의 그 날의 컨디션을 고려하지 않을 수 없습니다. 무리해서 정 해진 횟수, 세트, 유지 시간을 고집할 필요는 없습니다. 운동을 소홀히 하면 안 되지만 무리해서도 안 됩니다. 자신의 학습에 무리를 주지 않는 선에서 해주시면 됩니다.

운동 후 양질의 숙면

근육 성장의 과정은 운동으로 근섬유에 상처를 내고 올바른 영양 공급과 휴식을 통하여 상처 입은 근섬유를 한 단계 더 강인한 근섬유로 태어나게 하는 것입니다. 여기서 휴식이란 숙면을 이야기하는데, 숙면을 취할 때 근육의 회복과 재생 능력이 활성화되게 됩니다. 그러므로 양질의 숙면을 통해서 근 성장을 촉진시켜야 합니다. 물론 학생이라 충분한 수면 시간을 갖을 수는 없겠지만 그 안에서 양질의 수면을 취해야 합니다.

4주 반짝
방학 프로그램(단기)

방학 4주! 학기 중에는 방학기간보다 좀 더 자신의 시간을 갖기가 어렵습니다. 그래서 일단 방학기간이라도 계획적으로 운동해보시라고 4주 프로그램을 짜왔습니다. 4주 프로그램의 운동 강도는 높지 않으며 하루 몇 분만 투자하시면 됩니다. 4 주 동안 꾸준히 프로그램에 따라 운동하신다면 분명히 효과를 보시게 될 겁니다.

1주차 _ 무작정 시작하기

익숙하지 않은 동작을 따라 하려다 보니 어색할 수 있습니다. 대충 비슷하게 동작을 따라하지 말고 책을 꼼꼼히 읽어서 정확한 자세로 운동을 할 수 있도록 합니다.

2주차 _ 운동 동작에 익숙해지기

정확한 자세로 운동하고 있다고 생각하시겠지만, 다시 한번 잘못된 운동 자세가 없는지 확인하시고 자세를 바르게 취해주시기 바랍니다.

3주차 _ 응용 동작 실시하기

운동 자세가 제법 익숙해졌다면 응용 동작을 실시해 보시기 바랍니다.

4주차 _ 한 학기 체력 완성하기

숙련된 동작을 완성해줍니다. 학기 중에도 자신에게 필요한 운동을 꾸준히 하신다면 더욱 효과를 얻으실 수 있습니다.

	월요일	화요일	수요일(비만 학생만)
1주차	☐ 마운틴 클라이머 8번씩 1세트 ☐ 니업 8번씩 1세트 ☐ 플랭크 잭 8번씩 1세트 ☐ 버피 테스트 5번씩 2세트	☐ 플랭크 30초씩 1세트 ☐ 사이드 플랭크 20초씩 1세트 ☐ 덩키 킥 8번씩 1세트 ☐ 데드리프트 8번씩 1세트 ☐ 슈퍼맨 8번씩 1세트 ☐ 원더우먼 8번씩 1세트	☐ 점핑잭 30번씩 1세트 ☐ 사이드 니업 8번씩 1세트 ☐ 암워킹 5번씩 1세트 ☐ 스텝 버피 테스트 5번씩 2세트
2주차	☐ 마운틴 클라이머 10번씩 1세트 ☐ 니업 10번씩 1세트 ☐ 플랭크 잭 10번씩 1세트 ☐ 버피 테스트 6번씩 2세트	☐ 플랭크 35초씩 1세트 ☐ 사이드 플랭크 25초씩 1세트 ☐ 덩키 킥 10번씩 1세트 ☐ 데드리프트 10번씩 1세트 ☐ 슈퍼맨 10번씩 1세트 ☐ 원더우먼 10번씩 1세트	☐ 점핑잭 35번씩 1세트 ☐ 사이드 니업 10번씩 1세트 ☐ 암워킹 6번씩 1세트 ☐ 스텝 버피 테스트 6번씩 2세트
3주차	☐ 마운틴 클라이머 12번씩 1세트 ☐ 니업 12번씩 1세트 ☐ 플랭크 잭 12번씩 1세트 ☐ 버피 테스트 7번씩 2세트	☐ 플랭크 40초씩 1세트 ☐ 사이드 플랭크 30초씩 1세트 ☐ 덩키 킥 12번씩 1세트 ☐ 데드리프트 12번씩 1세트 ☐ 슈퍼맨 12번씩 1세트 ☐ 원더우먼 12번씩 1세트	☐ 점핑잭 40번씩 1세트 ☐ 사이드 니업 12번씩 1세트 ☐ 암워킹 7번씩 1세트 ☐ 스텝 버피 테스트 7번씩 2세트
4주차	☐ 마운틴 클라이머 14번씩 1세트 ☐ 니업 14번씩 1세트 ☐ 플랭크 잭 14번씩 1세트 ☐ 버피 테스트 8번씩 2세트	☐ 플랭크 45초씩 1세트 ☐ 사이드 플랭크 35초씩 1세트 ☐ 덩키 킥 14번씩 1세트 ☐ 데드리프트 14번씩 1세트 ☐ 슈퍼맨 14번씩 1세트 ☐ 원더우먼 14번씩 1세트	☐ 점핑잭 45번씩 1세트 ☐ 사이드 니업 14번씩 1세트 ☐ 암워킹 8번씩 1세트 ☐ 스텝 버피 테스트 8번씩 2세트

마운틴 클라이머	58	사이드 플랭크	70	거북목 개선 스트레칭-목 뒤	82
니업	60	덩키 킥	72	거북목 개선 스트레칭-목 앞	84
플랭크 잭	62	데드리프트	74	거북목 개선 스트레칭-목 옆	86
버피 테스트	64	슈퍼맨	76	거북목 개선 강화 운동	88
플랭크	68	원더우먼	78	말린 어깨 개선 스트레칭-1	92

목요일		금요일		토	일
☐ 거북목 개선 스트레칭-목 뒤	1번씩 2세트	☐ 말린 어깨 개선 스트레칭-1	1번씩 1세트		
☐ 거북목 개선 스트레칭-목 앞	1번씩 2세트	☐ 말린 어깨 개선 스트레칭-2	1번씩 1세트		
☐ 거북목 개선 스트레칭-목 옆	1번씩 2세트	☐ 말린 어깨 개선 강화 운동	8번씩 2세트		
☐ 거북목 개선 강화 운동	3번씩 2세트	☐ 굽은 등 개선 스트레칭-1	1번씩 1세트		
		☐ 굽은 등 개선 스트레칭-2	1번씩 1세트		
		☐ 굽은 등 개선 강화 운동	8번씩 2세트		
☐ 거북목 개선 스트레칭-목 뒤	1번씩 2세트	☐ 말린 어깨 개선 스트레칭-1	1번씩 1세트		
☐ 거북목 개선 스트레칭-목 앞	1번씩 2세트	☐ 말린 어깨 개선 스트레칭-2	1번씩 1세트		
☐ 거북목 개선 스트레칭-목 옆	1번씩 2세트	☐ 말린 어깨 개선 강화 운동	10번씩 2세트		
☐ 거북목 개선 강화 운동	4번씩 2세트	☐ 굽은 등 개선 스트레칭-1	1번씩 1세트		
		☐ 굽은 등 개선 스트레칭-2	1번씩 1세트		
		☐ 굽은 등 개선 강화 운동	10번씩 2세트	휴식	
☐ 거북목 개선 스트레칭-목 뒤	1번씩 2세트	☐ 말린 어깨 개선 스트레칭-1	1번씩 1세트		
☐ 거북목 개선 스트레칭-목 앞	1번씩 2세트	☐ 말린 어깨 개선 스트레칭-2	1번씩 1세트		
☐ 거북목 개선 스트레칭-목 옆	1번씩 2세트	☐ 말린 어깨 개선 강화 운동	2번씩 2세트		
☐ 거북목 개선 강화 운동	5번씩 2세트	☐ 굽은 등 개선 스트레칭-1	1번씩 1세트		
		☐ 굽은 등 개선 스트레칭-2	1번씩 1세트		
		☐ 굽은 등 개선 강화 운동	12번씩 2세트		
☐ 거북목 개선 스트레칭-목 뒤	1번씩 2세트	☐ 말린 어깨 개선 스트레칭-1	1번씩 1세트		
☐ 거북목 개선 스트레칭-목 앞	1번씩 2세트	☐ 말린 어깨 개선 스트레칭-2	1번씩 1세트		
☐ 거북목 개선 스트레칭-목 옆	1번씩 2세트	☐ 말린 어깨 개선 강화 운동	14번씩 2세트		
☐ 거북목 개선 강화 운동	5번씩 2세트	☐ 굽은 등 개선 스트레칭-1	1번씩 1세트		
		☐ 굽은 등 개선 스트레칭-2	1번씩 1세트		
		☐ 굽은 등 개선 강화 운동	14번씩 2세트		

말린 어깨 개선 스트레칭-2	95	점핑잭	108	고관절 골반 풀어주기	124
말린 어깨 개선 강화 운동	97	사이드 니업	111	골반 허리 풀어주기	126
굽은 등 개선 스트레칭-1	99	암 워킹	113	등, 어깨, 목 풀어주기	128
굽은 등 개선 스트레칭-2	101	스텝 버피 테스트	117		
굽은 등 개선 강화 운동	104	하체 풀어주기	122		

체형 개선 12주 프로그램

　체형을 개선한다는 것은 그리 쉬운 일이 아닙니다. 3달이라는 기간은 여러분의 체형의 변화에 있어 최소한으로 소요되는 달이라고 생각하셔도 됩니다. 체형 개선 12주 프로그램은 일주일에 주 2회씩 운동하는 프로그램입니다. 바쁜 학생들에게 맞춰 적은 시간으로 최대의 효과를 내기 위해 만든 운동 프로그램입니다. 제가 프로그램에서 설정해 드린 화, 목요일에 운동이 힘드시면 본인에게 편리한 요일로 변경해주셔도 됩니다. 예를 들어 요일을 화, 수요일에 이런 식으로 붙여서 하셔도 괜찮습니다. 그리고 만약에 여러분이 좀 더 빠른 변화를 원하신다면 제가 짜드린 프로그램을 기본으로 하되 운동 일수와 세트 수 그리고 동작 횟수를 늘려주시면 좀 더 효과를 보실 수 있을 겁니다.

1주차~3주차_체형 개선 1단계

　1단계에서는 올바른 체형에 대해서 몸으로 이해하는 기간입니다. 익숙하지 않은 동작이겠지만 정확한 자세로 운동해주세요.

4주 차 ~ 6주 차 _ 체형 개선 2단계

2단계에서는 체형이 조금씩 개선되는 단계로 기재된 틀린 운동 자세를 다시 한 번 확인하시고 정확한 운동 자세로 운동해 주세요.

6주 차 ~ 9주 차 _ 체형 개선 3단계

3단계에서는 조금 더 바른 자세를 취한 상태로 운동하시고 일상생활 속에서도 바른 자세를 유지하기 위해 노력해 주세요. 그리고 이쯤 되면 운동 동작도 제법 익숙해지기 때문에 응용 동작을 실시해 주세요.

10주 차 ~ 12주 차 _ 체형 개선 4단계

4단계는 운동 동작이 숙련되는 시점으로 눈으로 봤을 때 체형이 개선됨을 느낄 수 있는 단계입니다.

	월요일	화요일
1주차		☐ 거북목 개선 스트레칭-목 뒤　1번씩 2세트 ☐ 거북목 개선 스트레칭-목 앞　1번씩 2세트 ☐ 거북목 개선 스트레칭-목 옆　1번씩 2세트 ☐ 거북목 개선 강화 운동　　　3번씩 2세트
2주차		☐ 거북목 개선 스트레칭-목 뒤　1번씩 2세트 ☐ 거북목 개선 스트레칭-목 앞　1번씩 2세트 ☐ 거북목 개선 스트레칭-목 옆　1번씩 2세트 ☐ 거북목 개선 강화 운동　　　3번씩 2세트
3주차		☐ 거북목 개선 스트레칭-목 뒤　1번씩 2세트 ☐ 거북목 개선 스트레칭-목 앞　1번씩 2세트 ☐ 거북목 개선 스트레칭-목 옆　1번씩 2세트 ☐ 거북목 개선 강화 운동　　　3번씩 2세트
4주차		☐ 거북목 개선 스트레칭-목 뒤　1번씩 2세트 ☐ 거북목 개선 스트레칭-목 앞　1번씩 2세트 ☐ 거북목 개선 스트레칭-목 옆　1번씩 2세트 ☐ 거북목 개선 강화 운동　　　4번씩 2세트
5주차		☐ 거북목 개선 스트레칭-목 뒤　1번씩 2세트 ☐ 거북목 개선 스트레칭-목 앞　1번씩 2세트 ☐ 거북목 개선 스트레칭-목 옆　1번씩 2세트 ☐ 거북목 개선 강화 운동　　　4번씩 2세트

마운틴 클라이머	58	사이드 플랭크	70	거북목 개선 스트레칭-목 뒤	82
니업	60	덩키 킥	72	거북목 개선 스트레칭-목 앞	84
플랭크 잭	62	데드리프트	74	거북목 개선 스트레칭-목 옆	86
버피 테스트	64	슈퍼맨	76	거북목 개선 강화 운동	88
플랭크	68	원더우먼	78	말린 어깨 개선 스트레칭-1	92

수요일	목요일		금	토	일
	☐ 말린 어깨 개선 스트레칭-1	1번씩 1세트			
	☐ 말린 어깨 개선 스트레칭-2	1번씩 1세트			
	☐ 말린 어깨 개선 강화 운동	8번씩 2세트			
	☐ 굽은 등 개선 스트레칭-1	1번씩 1세트			
	☐ 굽은 등 개선 스트레칭-2	1번씩 1세트			
	☐ 굽은 등 개선 강화 운동	8번씩 2세트			
	☐ 말린 어깨 개선 스트레칭-1	1번씩 1세트			
	☐ 말린 어깨 개선 스트레칭-2	1번씩 1세트			
	☐ 말린 어깨 개선 강화 운동	8번씩 2세트			
	☐ 굽은 등 개선 스트레칭-1	1번씩 1세트			
	☐ 굽은 등 개선 스트레칭-2	1번씩 1세트			
	☐ 굽은 등 개선 강화 운동	8번씩 2세트			
	☐ 말린 어깨 개선 스트레칭-1	1번씩 1세트			
	☐ 말린 어깨 개선 스트레칭-2	1번씩 1세트			
	☐ 말린 어깨 개선 강화 운동	8번씩 2세트	휴식		
	☐ 굽은 등 개선 스트레칭-1	1번씩 1세트			
	☐ 굽은 등 개선 스트레칭-2	1번씩 1세트			
	☐ 굽은 등 개선 강화 운동	8번씩 2세트			
	☐ 말린 어깨 개선 스트레칭-1	1번씩 1세트			
	☐ 말린 어깨 개선 스트레칭-2	1번씩 1세트			
	☐ 말린 어깨 개선 강화 운동	10번씩 2세트			
	☐ 굽은 등 개선 스트레칭-1	1번씩 1세트			
	☐ 굽은 등 개선 스트레칭-2	1번씩 1세트			
	☐ 굽은 등 개선 강화 운동	10번씩 2세트			
	☐ 말린 어깨 개선 스트레칭-1	1번씩 1세트			
	☐ 말린 어깨 개선 스트레칭-2	1번씩 1세트			
	☐ 말린 어깨 개선 강화 운동	10번씩 2세트			
	☐ 굽은 등 개선 스트레칭-1	1번씩 1세트			
	☐ 굽은 등 개선 스트레칭-2	1번씩 1세트			
	☐ 굽은 등 개선 강화 운동	10번씩 2세트			

말린 어깨 개선 스트레칭-2	95	점핑잭	108	고관절 골반 풀어주기	124
말린 어깨 개선 강화 운동	97	사이드 니업	111	골반 허리 풀어주기	126
굽은 등 개선 스트레칭-1	99	암 워킹	113	등, 어깨, 목 풀어주기	128
굽은 등 개선 스트레칭-2	101	스텝 버피 테스트	117		
굽은 등 개선 강화 운동	104	하체 풀어주기	122		

월요일	화요일
6주차	☐ 거북목 개선 스트레칭-목 뒤 1번씩 2세트 ☐ 거북목 개선 스트레칭-목 앞 1번씩 2세트 ☐ 거북목 개선 스트레칭-목 옆 1번씩 2세트 ☐ 거북목 개선 강화 운동 4번씩 2세트
7주차	☐ 거북목 개선 스트레칭-목 뒤 1번씩 2세트 ☐ 거북목 개선 스트레칭-목 앞 1번씩 2세트 ☐ 거북목 개선 스트레칭-목 옆 1번씩 2세트 ☐ 거북목 개선 강화 운동 5번씩 2세트
8주차	☐ 거북목 개선 스트레칭-목 뒤 1번씩 2세트 ☐ 거북목 개선 스트레칭-목 앞 1번씩 2세트 ☐ 거북목 개선 스트레칭-목 옆 1번씩 2세트 ☐ 거북목 개선 강화 운동 5번씩 2세트
9주차	☐ 거북목 개선 스트레칭-목 뒤 1번씩 2세트 ☐ 거북목 개선 스트레칭-목 앞 1번씩 2세트 ☐ 거북목 개선 스트레칭-목 옆 1번씩 2세트 ☐ 거북목 개선 강화 운동 5번씩 2세트
10주차	☐ 거북목 개선 스트레칭-목 뒤 1번씩 2세트 ☐ 거북목 개선 스트레칭-목 앞 1번씩 2세트 ☐ 거북목 개선 스트레칭-목 옆 1번씩 2세트 ☐ 거북목 개선 강화 운동 5번씩 2세트

마운틴 클라이머	58	사이드 플랭크	70	거북목 개선 스트레칭-목 뒤	82
니업	60	덩키 킥	72	거북목 개선 스트레칭-목 앞	84
플랭크 잭	62	데드리프트	74	거북목 개선 스트레칭-목 옆	86
버피 테스트	64	슈퍼맨	76	거북목 개선 강화 운동	88
플랭크	68	원더우먼	78	말린 어깨 개선 스트레칭-1	92

수요일	목요일		금	토	일
	☐ 말린 어깨 개선 스트레칭-1 1번씩 1세트 ☐ 말린 어깨 개선 스트레칭-2 1번씩 1세트 ☐ 말린 어깨 개선 강화 운동 10번씩 2세트 ☐ 굽은 등 개선 스트레칭-1 1번씩 1세트 ☐ 굽은 등 개선 스트레칭-2 1번씩 1세트 ☐ 굽은 등 개선 강화 운동 10번씩 2세트				
	☐ 말린 어깨 개선 스트레칭-1 1번씩 1세트 ☐ 말린 어깨 개선 스트레칭-2 1번씩 1세트 ☐ 말린 어깨 개선 강화 운동 12번씩 2세트 ☐ 굽은 등 개선 스트레칭-1 1번씩 1세트 ☐ 굽은 등 개선 스트레칭-2 1번씩 1세트 ☐ 굽은 등 개선 강화 운동 12번씩 2세트				
	☐ 말린 어깨 개선 스트레칭-1 1번씩 1세트 ☐ 말린 어깨 개선 스트레칭-2 1번씩 1세트 ☐ 말린 어깨 개선 강화 운동 12번씩 2세트 ☐ 굽은 등 개선 스트레칭-1 1번씩 1세트 ☐ 굽은 등 개선 스트레칭-2 1번씩 1세트 ☐ 굽은 등 개선 강화 운동 12번씩 2세트		휴식		
	☐ 말린 어깨 개선 스트레칭-1 1번씩 1세트 ☐ 말린 어깨 개선 스트레칭-2 1번씩 1세트 ☐ 말린 어깨 개선 강화 운동 12번씩 2세트 ☐ 굽은 등 개선 스트레칭-1 1번씩 1세트 ☐ 굽은 등 개선 스트레칭-2 1번씩 1세트 ☐ 굽은 등 개선 강화 운동 12번씩 2세트				
	☐ 말린 어깨 개선 스트레칭-1 1번씩 1세트 ☐ 말린 어깨 개선 스트레칭-2 1번씩 1세트 ☐ 말린 어깨 개선 강화 운동 14번씩 2세트 ☐ 굽은 등 개선 스트레칭-1 1번씩 1세트 ☐ 굽은 등 개선 스트레칭-2 1번씩 1세트 ☐ 굽은 등 개선 강화 운동 14번씩 2세트				

말린 어깨 개선 스트레칭-2	95	점핑잭	108	고관절 골반 풀어주기	124
말린 어깨 개선 강화 운동	97	사이드 니업	111	골반 허리 풀어주기	126
굽은 등 개선 스트레칭-1	99	암 워킹	113	등, 어깨, 목 풀어주기	128
굽은 등 개선 스트레칭-2	101	스텝 버피 테스트	117		
굽은 등 개선 강화 운동	104	하체 풀어주기	122		

	월요일	화요일	
11주차		☐ 거북목 개선 스트레칭-목 뒤 ☐ 거북목 개선 스트레칭-목 앞 ☐ 거북목 개선 스트레칭-목 옆 ☐ 거북목 개선 강화 운동	1번씩 2세트 1번씩 2세트 1번씩 2세트 5번씩 2세트
12주차		☐ 거북목 개선 스트레칭-목 뒤 ☐ 거북목 개선 스트레칭-목 앞 ☐ 거북목 개선 스트레칭-목 옆 ☐ 거북목 개선 강화 운동	1번씩 2세트 1번씩 2세트 1번씩 2세트 5번씩 2세트

마운틴 클라이머	58	사이드 플랭크	70	거북목 개선 스트레칭-목 뒤	82
니업	60	덩키 킥	72	거북목 개선 스트레칭-목 앞	84
플랭크 잭	62	데드리프트	74	거북목 개선 스트레칭-목 옆	86
버피 테스트	64	슈퍼맨	76	거북목 개선 강화 운동	88
플랭크	68	원더우먼	78	말린 어깨 개선 스트레칭-1	92

수요일	목요일		금	토	일
	☐ 말린 어깨 개선 스트레칭-1	1번씩 1세트			
	☐ 말린 어깨 개선 스트레칭-2	1번씩 1세트			
	☐ 말린 어깨 개선 강화 운동	14번씩 2세트			
	☐ 굽은 등 개선 스트레칭-1	1번씩 1세트			
	☐ 굽은 등 개선 스트레칭-2	1번씩 1세트			
	☐ 굽은 등 개선 강화 운동	14번씩 2세트	휴식		
	☐ 말린 어깨 개선 스트레칭-1	1번씩 1세트			
	☐ 말린 어깨 개선 스트레칭-2	1번씩 1세트			
	☐ 말린 어깨 개선 강화 운동	14번씩 2세트			
	☐ 굽은 등 개선 스트레칭-1	1번씩 1세트			
	☐ 굽은 등 개선 스트레칭-2	1번씩 1세트			
	☐ 굽은 등 개선 강화 운동	14번씩 2세트			

말린 어깨 개선 스트레칭-2	95	점핑잭	108	고관절 골반 풀어주기	124
말린 어깨 개선 강화 운동	97	사이드 니업	111	골반 허리 풀어주기	126
굽은 등 개선 스트레칭-1	99	암 워킹	113	등, 어깨, 목 풀어주기	128
굽은 등 개선 스트레칭-2	101	스텝 버피 테스트	117		
굽은 등 개선 강화 운동	104	하체 풀어주기	122		

제대로 체력 만들기
12주 프로그램

체력이 좋아진 것 같다는 느낌을 받기 위해서는 짧게는 몇 주가 채 걸리지 않습니다. 여기서 말하는 12주 프로그램이 길다면 길고 짧다면 짧게 느껴지실 수 있을 겁니다. 단 여러분이 12주 프로그램을 꾸준히 한다면 시간이 지남에 따라 체력이 점점 좋아짐을 느끼실 수 있을 겁니다. 12주를 다 채우지 못하시더라도 4주, 8주라도 좋으니 꼭 실천해보시면 여러분의 체력에 큰 도움이 될 겁니다. 제가 프로그램에서 설정해 드린 요일은 월, 수, 금인데 이는 여러분의 상황과 편의에 맞도록 요일을 변경하셔도 괜찮습니다. 가능하면 운동 요일을 2~3일 떨어뜨려서 하시는 걸 추천드리지만, 금, 토, 일 이런 식으로 붙여서 하셔도 됩니다. 그리고 운동 일수, 세트 수, 동작 횟수를 설정해 드린 것에서 추가로 늘려서 해주신다면 좀 더 빠르게 효과를 보실 수 있을 겁니다.

1주 차~3주 차 _ 체력 만들기 1단계

1단계에서는 체력이 조금 좋아진 느낌을 체감하실 겁니다. 동작이 하나하나 어색하겠지만 정확한 자세로 따라 해주세요.

4주 차 ~ 6주 차 _ 체력 만들기 2단계

2단계에서는 1단계의 만든 체력을 굳히는 단계로 현재 자신이 정확한 자세로 운동하고 있는지 체크해주세요.

7주 차 ~ 9주 차 _ 체력 만들기 3단계

3단계에서는 한층 더 좋아진 체력을 느끼실 수 있습니다. 운동 자세가 제법 익숙해졌다면 응용 동작을 실시해 보시기 바랍니다.

10주 차 ~ 12주 차 _ 체력 만들기 4단계

4단계는 숙련된 동작이 완성되는 시점이며 동시에 우리에게 필요한 체력이 일정 수준 형성되는 단계입니다.

	월	화	수
1주차	☐ 마운틴 클라이머 8번씩 1세트 ☐ 니업 8번씩 1세트 ☐ 플랭크 잭 8번씩 1세트 ☐ 버피 테스트 5번씩 2세트		☐ 플랭크 30초씩 1세트 ☐ 사이드 플랭크 20초씩 1세트 ☐ 덩키 킥 8번씩 1세트 ☐ 데드리프트 8번씩 1세트 ☐ 슈퍼맨 8번씩 1세트 ☐ 원더우먼 8번씩 1세트
2주차	☐ 마운틴 클라이머 8번씩 1세트 ☐ 니업 8번씩 1세트 ☐ 플랭크 잭 8번씩 1세트 ☐ 버피 테스트 5번씩 2세트		☐ 플랭크 30초씩 1세트 ☐ 사이드 플랭크 20초씩 1세트 ☐ 덩키 킥 8번씩 1세트 ☐ 데드리프트 8번씩 1세트 ☐ 슈퍼맨 8번씩 1세트 ☐ 원더우먼 8번씩 1세트
3주차	☐ 마운틴 클라이머 8번씩 1세트 ☐ 니업 8번씩 1세트 ☐ 플랭크 잭 8번씩 1세트 ☐ 버피 테스트 5번씩 2세트		☐ 플랭크 30초씩 1세트 ☐ 사이드 플랭크 20초씩 1세트 ☐ 덩키 킥 8번씩 1세트 ☐ 데드리프트 8번씩 1세트 ☐ 슈퍼맨 8번씩 1세트 ☐ 원더우먼 8번씩 1세트
4주차	☐ 마운틴 클라이머 10번씩 1세트 ☐ 니업 10번씩 1세트 ☐ 플랭크 잭 10번씩 1세트 ☐ 버피 테스트 6번씩 2세트		☐ 플랭크 35초씩 1세트 ☐ 사이드 플랭크 25초씩 1세트 ☐ 덩키 킥 10번씩 1세트 ☐ 데드리프트 10번씩 1세트 ☐ 슈퍼맨 10번씩 1세트 ☐ 원더우먼 10번씩 1세트
5주차	☐ 마운틴 클라이머 10번씩 1세트 ☐ 니업 10번씩 1세트 ☐ 플랭크 잭 10번씩 1세트 ☐ 버피 테스트 6번씩 2세트		☐ 플랭크 35초씩 1세트 ☐ 사이드 플랭크 25초씩 1세트 ☐ 덩키 킥 10번씩 1세트 ☐ 데드리프트 10번씩 1세트 ☐ 슈퍼맨 10번씩 1세트 ☐ 원더우먼 10번씩 1세트

마운틴 클라이머	58	사이드 플랭크	70	거북목 개선 스트레칭-목 뒤	82
니업	60	덩키 킥	72	거북목 개선 스트레칭-목 앞	84
플랭크 잭	62	데드리프트	74	거북목 개선 스트레칭-목 옆	86
버피 테스트	64	슈퍼맨	76	거북목 개선 강화 운동	88
플랭크	68	원더우먼	78	말린 어깨 개선 스트레칭-1	92

목	금(비만 학생만)	토	일
	☐ 점핑잭　　　　30번씩 1세트 ☐ 사이드 니업　　8번씩 1세트 ☐ 암 워킹　　　　5번씩 1세트 ☐ 스텝 버피 테스트　5번씩 2세트		
	☐ 점핑잭　　　　30번씩 1세트 ☐ 사이드 니업　　8번씩 1세트 ☐ 암 워킹　　　　5번씩 1세트 ☐ 스텝 버피 테스트　5번씩 2세트		
	☐ 점핑잭　　　　30번씩 1세트 ☐ 사이드 니업　　8번씩 1세트 ☐ 암 워킹　　　　5번씩 1세트 ☐ 스텝 버피 테스트　5번씩 2세트	휴식	
	☐ 점핑잭　　　　35번씩 1세트 ☐ 사이드 니업　　10번씩 1세트 ☐ 암 워킹　　　　6번씩 1세트 ☐ 스텝 버피 테스트　6번씩 2세트		
	☐ 점핑잭　　　　35번씩 1세트 ☐ 사이드 니업　　10번씩 1세트 ☐ 암 워킹　　　　6번씩 1세트 ☐ 스텝 버피 테스트　6번씩 2세트		

말린 어깨 개선 스트레칭-2	95	점핑잭	108	고관절 골반 풀어주기	124
말린 어깨 개선 강화 운동	97	사이드 니업	111	골반 허리 풀어주기	126
굽은 등 개선 스트레칭-1	99	암 워킹	113	등, 어깨, 목 풀어주기	128
굽은 등 개선 스트레칭-2	101	스텝 버피 테스트	117		
굽은 등 개선 강화 운동	104	하체 풀어주기	122		

	월		화	수	
6주차	☐ 마운틴 클라이머 ☐ 니업 ☐ 플랭크 잭 ☐ 버피 테스트	10번씩 1세트 10번씩 1세트 10번씩 1세트 6번씩 2세트		☐ 플랭크 ☐ 사이드 플랭크 ☐ 덩키 킥 ☐ 데드리프트 ☐ 슈퍼맨 ☐ 원더우먼	35초씩 1세트 25초씩 1세트 10번씩 1세트 10번씩 1세트 10번씩 1세트 10번씩 1세트
7주차	☐ 마운틴 클라이머 ☐ 니업 ☐ 플랭크 잭 ☐ 버피 테스트	12번씩 1세트 12번씩 1세트 12번씩 1세트 7번씩 2세트		☐ 플랭크 ☐ 사이드 플랭크 ☐ 덩키 킥 ☐ 데드리프트 ☐ 슈퍼맨 ☐ 원더우먼	40초씩 1세트 30초씩 1세트 12번씩 1세트 12번씩 1세트 12번씩 1세트 12번씩 1세트
8주차	☐ 마운틴 클라이머 ☐ 니업 ☐ 플랭크 잭 ☐ 버피 테스트	12번씩 1세트 12번씩 1세트 12번씩 1세트 7번씩 2세트		☐ 플랭크 ☐ 사이드 플랭크 ☐ 덩키 킥 ☐ 데드리프트 ☐ 슈퍼맨 ☐ 원더우먼	40초씩 1세트 30초씩 1세트 12번씩 1세트 12번씩 1세트 12번씩 1세트 12번씩 1세트
9주차	☐ 마운틴 클라이머 ☐ 니업 ☐ 플랭크 잭 ☐ 버피 테스트	12번씩 1세트 12번씩 1세트 12번씩 1세트 7번씩 2세트		☐ 플랭크 ☐ 사이드 플랭크 ☐ 덩키 킥 ☐ 데드리프트 ☐ 슈퍼맨 ☐ 원더우먼	40초씩 1세트 30초씩 1세트 12번씩 1세트 12번씩 1세트 12번씩 1세트 12번씩 1세트
10주차	☐ 마운틴 클라이머 ☐ 니업 ☐ 플랭크 잭 ☐ 버피 테스트	14번씩 1세트 14번씩 1세트 14번씩 1세트 8번씩 2세트		☐ 플랭크 ☐ 사이드 플랭크 ☐ 덩키 킥 ☐ 데드리프트 ☐ 슈퍼맨 ☐ 원더우먼	45초씩 1세트 35초씩 1세트 14번씩 1세트 14번씩 1세트 14번씩 1세트 14번씩 1세트

마운틴 클라이머	58	사이드 플랭크	70	거북목 개선 스트레칭-목 뒤	82
니업	60	덩키 킥	72	거북목 개선 스트레칭-목 앞	84
플랭크 잭	62	데드리프트	74	거북목 개선 스트레칭-목 옆	86
버피 테스트	64	슈퍼맨	76	거북목 개선 강화 운동	88
플랭크	68	원더우먼	78	말린 어깨 개선 스트레칭-1	92

목	금(비만 학생만)	토	일
	☐ 점핑잭　　　　　35번씩 1세트 ☐ 사이드 니업　　　10번씩 1세트 ☐ 암 워킹　　　　　6번씩 1세트 ☐ 스텝 버피 테스트　6번씩 2세트	휴식	
	☐ 점핑잭　　　　　40번씩 1세트 ☐ 사이드 니업　　　12번씩 1세트 ☐ 암 워킹　　　　　7번씩 1세트 ☐ 스텝 버피 테스트　7번씩 2세트		
	☐ 점핑잭　　　　　40번씩 1세트 ☐ 사이드 니업　　　12번씩 1세트 ☐ 암 워킹　　　　　7번씩 1세트 ☐ 스텝 버피 테스트　7번씩 2세트		
	☐ 점핑잭　　　　　40번씩 1세트 ☐ 사이드 니업　　　12번씩 1세트 ☐ 암 워킹　　　　　7번씩 1세트 ☐ 스텝 버피 테스트　7번씩 2세트		
	☐ 점핑잭　　　　　45번씩 1세트 ☐ 사이드 니업　　　14번씩 1세트 ☐ 암 워킹　　　　　8번씩 1세트 ☐ 스텝 버피 테스트　8번씩 2세트		

말린 어깨 개선 스트레칭-2	95	점핑잭	108	고관절 골반 풀어주기	124
말린 어깨 개선 강화 운동	97	사이드 니업	111	골반 허리 풀어주기	126
굽은 등 개선 스트레칭-1	99	암 워킹	113	등, 어깨, 목 풀어주기	128
굽은 등 개선 스트레칭-2	101	스텝 버피 테스트	117		
굽은 등 개선 강화 운동	104	하체 풀어주기	122		

	월		화	수	
11주차	☐ 마운틴 클라이머 ☐ 니업 ☐ 플랭크 잭 ☐ 버피 테스트	14번씩 1세트 14번씩 1세트 14번씩 1세트 8번씩 2세트		☐ 플랭크 ☐ 사이드 플랭크 ☐ 덩키 킥 ☐ 데드리프트 ☐ 슈퍼맨 ☐ 원더우먼	45초씩 1세트 35초씩 1세트 14번씩 1세트 14번씩 1세트 14번씩 1세트 14번씩 1세트
12주차	☐ 마운틴 클라이머 ☐ 니업 ☐ 플랭크 잭 ☐ 버피 테스트	14번씩 1세트 14번씩 1세트 14번씩 1세트 8번씩 2세트		☐ 플랭크 ☐ 사이드 플랭크 ☐ 덩키 킥 ☐ 데드리프트 ☐ 슈퍼맨 ☐ 원더우먼	45초씩 1세트 35초씩 1세트 14번씩 1세트 14번씩 1세트 14번씩 1세트 14번씩 1세트

마운틴 클라이머	58	사이드 플랭크	70	거북목 개선 스트레칭-목 뒤	82
니업	60	덩키 킥	72	거북목 개선 스트레칭-목 앞	84
플랭크 잭	62	데드리프트	74	거북목 개선 스트레칭-목 옆	86
버피 테스트	64	슈퍼맨	76	거북목 개선 강화 운동	88
플랭크	68	원더우먼	78	말린 어깨 개선 스트레칭-1	92

목	금(비만 학생만)	토	일
	☐ 점핑잭　　　　45번씩 1세트 ☐ 사이드 니업　　14번씩 1세트 ☐ 암 워킹　　　　8번씩 1세트 ☐ 스텝 버피 테스트　8번씩 2세트	휴식	
	☐ 점핑잭　　　　45번씩 1세트 ☐ 사이드 니업　　14번씩 1세트 ☐ 암 워킹　　　　8번씩 1세트 ☐ 스텝 버피 테스트　8번씩 2세트		

말린 어깨 개선 스트레칭-2　95	점핑잭　108	고관절 골반 풀어주기　124
말린 어깨 개선 강화 운동　97	사이드 니업　111	골반 허리 풀어주기　126
굽은 등 개선 스트레칭-1　99	암 워킹　113	등, 어깨, 목 풀어주기　128
굽은 등 개선 스트레칭-2　101	스텝 버피 테스트　117	
굽은 등 개선 강화 운동　104	하체 풀어주기　122	

PART 6

입시전쟁을
성공으로 이끌
'대입' 식단

과식이 부른
컨디션 난조

　최고의 컨디션을 만드는데 가장 기본적이고 효과적인 식습관은 끼니마다 적당한 영양분을 섭취하는 것입니다. 당연한 말이지만 대부분의 학생들은 이에 대한 이해와 실행능력이 부족합니다. 아침 식사부터 제대로 이루어지지 않기 때문에 이를 시작으로 하루의 영양 섭취 밸런스가 무너지게 되는 것입니다. 그나마 학교를 나가는 날은 점심시간에 균형 잡힌 영양분 섭취를 하지만, 그 이후 시간에는 비균형적으로 음식 섭취를 하게 되는 경우가 많습니다. 가장 문제가 되는 것이 과식입니다. 여러분이 친구들과 웃고 넘기는 "나 어제 과식했어."가 반복되면 컨디션의 난조를 일으키게 되는데, 특히 남학생 중에 잘 먹는 것을 자랑으로 생각하는 학생이 있는데요. 이것은 올바르지 못한 생각입니다. 그렇다면 과식의 의미와 원인을 알아보고 컨디션에 어떠한 좋지 않은 영향을 미치는지에 대해서 보시겠습니다.

　과식이란 생리적 요구량보다 많은 음식물을 섭취하는 일을 말하는데 원인으로는 야식과 간식을 들 수 있습니다. 저녁을 먹었다고 해도 늦은 저녁에 공부하다 보면 야식이 생각납니다. 허기가 지면 집중력이 떨어지게 되고 야식을 찾게 되는 것입니다. 두뇌 회전에 필요한 당을 보충해줄 수 있기 때문에 야식이 학생에게 전적으로 나쁘다고는 볼 수 없지만 출출함을 달랠 정도로 먹어야지 과식이 되어서는 안 됩니다. 간식도 마찬가지입니다. 출출할 때 간식을 먹을 수는 있습니다. 하지만 간식이 출출함을 달래는 정도가 아니라 식사를 대체하게 되고 그것을 통해 추후 먹을 식사의 양과 시간대가 불규칙해질 수 있다는 것이 문제입니다. 끼니마다 적당한 영양분을 섭취하지 않고 간식이 식사를 대체하다 보면 내가 하루에 섭취하는 양을 판단할 수 없게 되고 생각했던 것보다 많은 양을 먹게 됩니다.

그렇다면 과식이 만들어 내는 컨디션 난조란 어떤 것일까요. 과식이 습관이 되면 섭취한 칼로리가 소비한 칼로리를 웃돌게 된다고 말씀을 드렸는데요. 물론 음식물의 일정량까지는 체내에서 조절이 가능하기 때문에 비만의 원인 정도로 그치지만 이것이 과하면 소화흡수율이 떨어지게 되고 배변량이 늘어나게 됩니다. 그리고 심하면 위장에 장애를 일으키게 되고 이는 당연히 공부를 하는데에도 컨디션을 떨어뜨리게 됩니다. 과식한 다음 날에는 자주 속이 안 좋고 더부룩했던 기억이 있을 것입니다. 가뜩이나 자신의 컨디션을 잘 관리 해주어야 하는 입시 준비생인데 굳이 과식을 하면서까지 컨디션에 지장을 주는 행위는 피해야 합니다. 이를 위해서는 야식과 간식을 섭취하더라도 포만감이 들지 않는 선에서 가볍게 섭취해 주시기를 당부드립니다. 과식은 우리의 컨디션을 떨어뜨릴 수 있으며 이것이 반복되면 학업과 성적에도 영향을 준다는 것을 명심하세요.

대입 준비생이 다이어트 식단?

몸무게가 늘어나 자신이 생각하는 수준을 초과하게 되면 먹는 것을 줄여야겠다는 생각을 합니다. 학생 여러분도 잘 알고 있겠지만 다이어트를 하는 사람들에게 탄수화물은 거의 '적'으로 알려져 있습니다. 다이어트를 하려면 무조건 탄수화물을 줄여야 효과적이라고 알려져 있기 때문입니다. 탄수화물로는 밥, 면, 빵, 떡, 과자 등이 있으며 이는 당으로 이루어져 있습니다. 그런데 당은 원활한 두뇌 회전을 위해 필요하기 때문에 적당한 당 섭취는 학생들에게 필수입니다. 그렇다면 대입 준비생 중에 다이어트가 필요한 학생은 다이어트 식단을 무조건 피해야 하는 것일까요? 결론부터 말씀드리자면 굶거나 탄수화물을 필요 이상으로 줄인 다이어트 식단은 피해주셔야 하지만 영양분이 균형 잡힌 다이어트 식단은 드셔도 됩니다.

그렇다면 이번에는 균형 잡힌 다이어트 식단이란 어떤 것일지 한 번 살펴보겠습니다. 균형 잡힌 다이어트 식단이란 간단하게 '골고루 조금씩 먹는 것.'이라고 요약할 수 있는데요. 생명 유지를 위해 필요한 물질을 합성하거나 에너지를 얻기 위해 그 원료가 되는 물질을 영양소라고 하는데 영양소로는 3대 영양소인 탄수화물, 단백질, 지방과 그 외에 무기염류, 비타민, 물 등이 있습니다. 이것을 보기 쉽게 탄수화물, 단백질, 지방, 야채 정도로 나타낼 수 있는데요. '탄단지야' 중 어느 한쪽으로 치우친 식습관이 아닌 네 가지를 골고루 조금씩 먹는 게 균형 잡힌 다이어트 식단이라 할 수 있습니다. 단 사람마다 자신에게 맞는 영양 섭취 방법이 조금씩 다를 수 있기 때문에 먼저 골고루 조금씩 먹는 습관을 들여 보고 그다음 내 몸의 변화를 체크하고 그것을 토대로 본인에게 맞는 음식을 섭취해 주시면 되겠습니다. 그리고 이렇게 드시면 허기가 금방 지실 수 있는데 이런 경우에는 뒤에 추천드릴 간식을 조금씩 드셔서 원활한 두뇌 회전에 문제가 없게 해주시기 바랍니다.

피해주셔야 할 다이어트 식단도 아시면 식사를 하실 때 도움이 되실 텐데요. 대표적인 예로는 간헐적 단식과 고지방 저탄수화물 식단을 들 수 있습니다. 간헐적 단식이란 일주일에 2일은 24시간 단식하고 일주일에 3~5번은 아침을 굶어 일상생활에서 공복감을 유지하는 방법입니다. 그런데 아침은 세끼 중에서도 가장 유익하다고 알려져 있기 때문에 반발의 목소리가 큽니다. 뒤에서 자세하게 설명해 드리겠지만 아침을 먹지 않으면 원활한 두뇌 회전에 필요한 당질 부족으로 오전 학습 능률이 떨어질 수 있습니다. 그러므로 대입 준비생이라면 간헐적 단식은 피해야 합니다. 고지방 저탄수화물 식단도 마찬가지입니다. 고지방식의 핵심은 탄수화물을 극도로 줄이고 지방 위주로 섭취하는 건데 이렇게 되면 두뇌 회전에 필요한 당질의 공급이 원활하지 않게 되므로 학습 능률을 떨어뜨릴 수 있습니다. 뿐만 아니라 고지방식은 건강상으로 좋지 않다는 의견이 만만치 않은데요. 굳이 다이어트를 하려다가 학습 능률이 떨어지고 건강도 잃을 수 있으니 바람직하지 않습니다. 이처럼 굶거나 탄수화물을 필요 이상으로 줄인 다이어트 식단은 학생들에게 좋지 않은 다이어트 식단입니다.

식습관을 바꾸면
두뇌 회전이 달라진다

식습관은 앞서 간략하게 언급 드렸듯이 두뇌에 영향을 미칩니다. 그렇지만 우리가 식습관에 대해서 개선의 필요를 크게 느끼지 못하는 이유는 식습관에 대해서는 학습과 연관이 있다는 것은 대략적으로 알고 있지만, 그 연관이 크지 않다고 생각하기 때문에 식습관을 바꿔야 할 필요성을 느끼지 못하는 겁니다. 식습관과 두뇌 회전 사이에는 분명히 밀접한 관련이 있으며 이런 요인들이 모여 우리의 학습에 영향을 주게 됩니다. 여기서는 오전 공부 시간대 두뇌 회전에 영향을 주는 아침 식사에 관한 내용과 두뇌 회전에 효과적인 영양 간식에 대해서 설명드리려고 합니다.

먼저 아침 식사에 대해 말씀드리면, 아침에는 학교 갈 준비에 바쁘고 식욕도 없기 때문에 아침 식사를 거르게 되는 경우가 많습니다. 아침 식사를 못 했다면 허기가 질 것이고 이를 대비해서 적어도 간식을 챙겨오거나 중간에 뭐라도 사 먹어야 하는데 이마저도 못한다면 점심시간에 첫 음식을 섭취하게 됩니다. 그렇게 되면 점심시간 전 오전 수업시간에 공복감이 밀려오면서 꼬르륵 소리가 나기도 하는데 자꾸 소리가 나면 수업을 듣는 데 방해가 됩니다. 하지만 단지 소리가 나는 것이 문제는 아닙니다. 아침을 섭취하지 않고 공복이라면 학교에서 공부하는 오전 시간대를 저혈당 상태로 있게 되는데 이는 집중력과 기억력 하락의 원인이 될 수 있습니다. 원활한 두뇌 회전을 위해서는 양질의 당분을 공급해주어야 하는데 아침을 먹지 않았기 때문에 이러한 결과를 초래하는 것입니다. 오전 시간대의 학습 효과를 올리기 위해서 아침 식사는 필수입니다. 실제로 국내 연구진이 중고등 학생 약

75,000명을 대상으로 아침 식사 빈도에 따른 학업 성적을 조사하였는데요. 남녀 모두 마찬가지로 아침 식사를 하지 않은 학생에 비해서 아침 식사를 한 학생의 학업 성적이 우수한 경향을 보였으며, 주당 평균 아침 식사의 빈도가 높을수록 이 연관성이 더 높았습니다.

간식을 섭취하는 것도 여러분의 학업에 도움을 줄 수 있습니다. 공부 중에는 두뇌가 많이 쓰이기 때문에 금방 출출해지게 됩니다. 공부 중 허기가 진다면 집중력이 떨어질 수 있는데요. 이럴 때 아무거나 먹는 학생들이 태반일 겁니다. 예를 들면 밀가루 음식, 패스트푸드, 불량식품 등을 들 수 있습니다. 여러분이 정말로 절실하다면 이러한 간식도 하나하나 신경 쓰면서 드시는 것을 추천드립니다. 식품 중에는 두뇌 회전을 도와주는 간식거리들도 즐비합니다. 예를 들면 견과류, 블루베리, 다크초콜릿, 바나나 등을 들 수 있는데요. 뒤에서 자세한 내용을 확인하실 수 있는데 이들 안에 들어 있는 영양소들이 우리의 두뇌 회전을 도와주게 됩니다. 두뇌 회전을 도와주는 간식들을 잘 활용해 보시기 바랍니다. 이처럼 어떻게 음식을 먹는지에 따라서 대입에 좋은 영향을 주기도 하고 안 좋은 영향을 주기도 합니다. 지금이라도 식습관의 중요성을 통찰하고 학업에 도움을 줄 수 있는 식습관으로 바꾼다면 앞으로의 성적향상을 기대해 볼 수 있습니다.

대입 준비생의 평상시 추천식단

지금까지 말씀드렸던 식습관에 관한 내용을 토대로 여러분을 위한 식단을 짜 보았습니다. 당연히 요점은 '학습효과를 향상시켜 줄 수 있는 식단인가.'이며 비만인 학생은 식단을 어떻게 바꾸어 먹으면 되는지에 대해서도 기재해두었습니다. 아침, 점심, 저녁, 간식으로 나누어 평상시에 어떠한 식단을 드셔야 하는지에 대해서 그 틀을 만들어 놨으며 이 틀을 토대로 본인에게 맞게끔 조금씩 변형해서 사용해 주시면 더 좋을 것 같습니다.

아침

물론 가장 좋은 것은 영양소가 균형 잡힌 식단이겠지만 현실적으로 매번 그러한 아침 식사를 한다는 것은 어려울 수 있습니다. 그러므로 어느 정도 절충한 선에서 생각해보겠습니다. 오전 시간대에 학습효과를 올리기 위해서는 원활한 두뇌 회전에 필요한 당질을 공급해주어야 하는데 가장 필요한 영양소는 탄수화물이며 이 중에서 포만감이 있고 추가로 집에서 먹지 못했을 경우 들고 나가서 간편하게 섭취할 수 있는 편의성이 동반된 아침 식품으로 추천해 드리겠습니다.

바나나·사과·고구마·감자·떡·빵

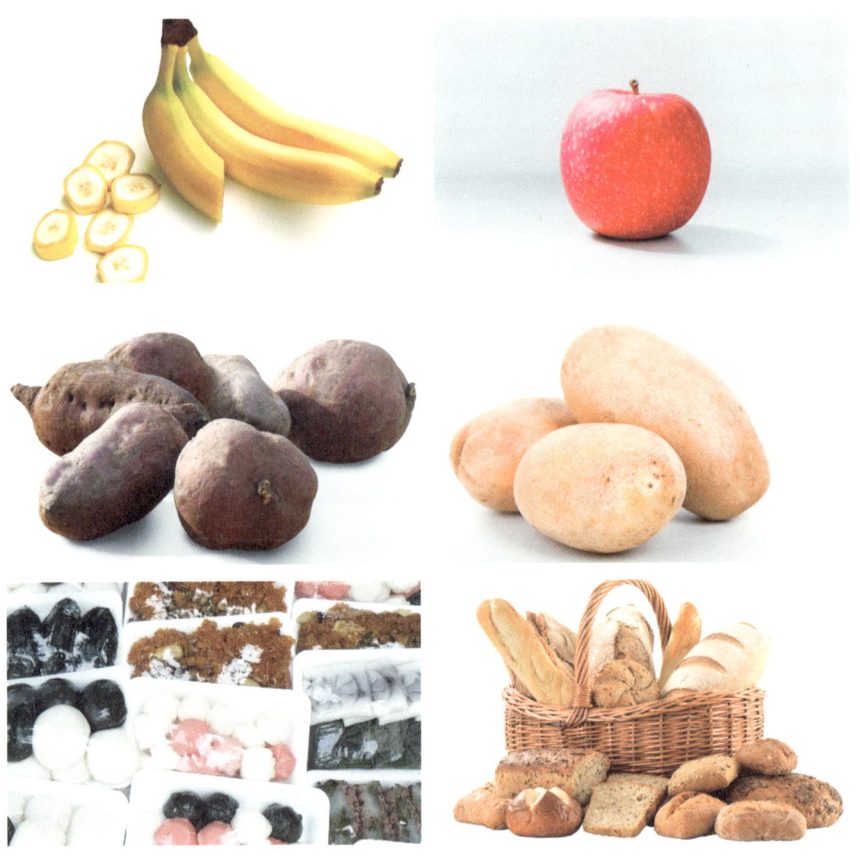

점심

점심을 먹을 때는 식단이 균형 잡힌 식단이어야 합니다. 시간을 아낀다고 점심을 아침처럼 간단하게 섭취하는 것보다는 균형 잡힌 식단을 1인분 섭취해 주시는 것이 좋습니다. 하단에 보시면 균형 잡힌 식단에 대해서 탄수화물, 단백질, 과일, 채소를 어떤 비율로 섭취해야 하는지에 대해서 비율로 표시해 드렸습니다. 이 비율을 정확히 지킬 필요는 없지만 이처럼 골고루 섭취하셔야 균형 잡힌 식단이라 할 수 있습니다. 균형 잡힌 식단은 여러분의 두뇌회전과 컨디션에 좋은 영향을 끼친다는 점 명심하시기 바랍니다. 추가적으로 비만이 심한 학생들은 탄수화물인 밥, 면, 빵, 떡, 과일의 섭취를 줄이되 한 번에 극단적으로 줄이기보다는 일주일을 단위로 조금씩 양을 줄여야 합니다. 꼭 자신의 컨디션을 확인하면서 두뇌 회전에 무리가 가지 않도록 양을 조절해 주셔야 합니다.

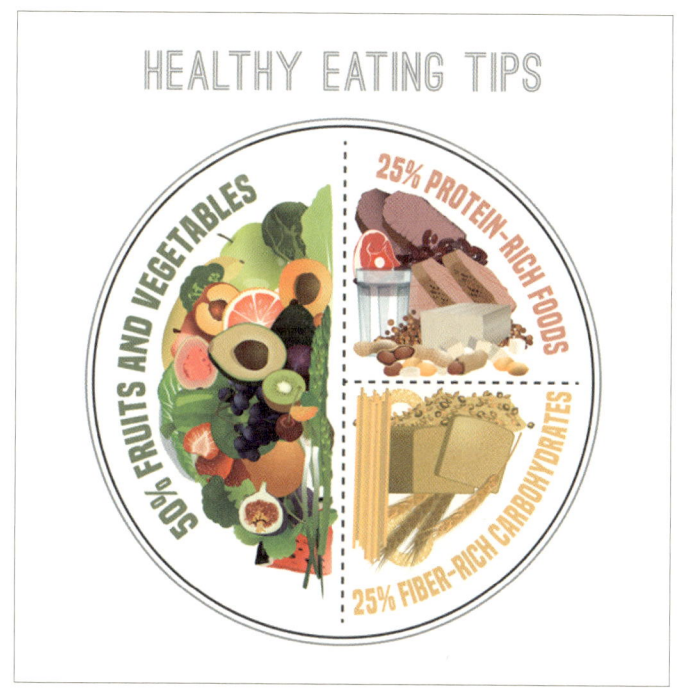

저녁

저녁은 많은 변수들이 존재합니다. 학원시간, 과외시간, 자습시간에 따라서 저녁을 먹는 시간대가 유동적일 수 있으며 늦은 저녁에 섭취하기도 합니다. 식사를 하시고 소화될 시간을 갖지 않고 바로 주무신다면 소화기에 부담을 줄 수 있으므로 이는 피해주시는 게 좋습니다. 저녁 식사를 드실 때는 양질의 단백질이 함유된 식단을 해주세요. 이를 통해 체력 보강에 효과를 얻을 수 있습니다. 비만이 심한 학생들은 점심과 마찬가지로 탄수화물 섭취를 줄이되 두뇌 회전에 무리가 가지 않도록 적절히 조절해 주시기 바랍니다.

양질의 단백질

닭가슴살・계란・소고기・메추리알・생선・새우・조개・콩

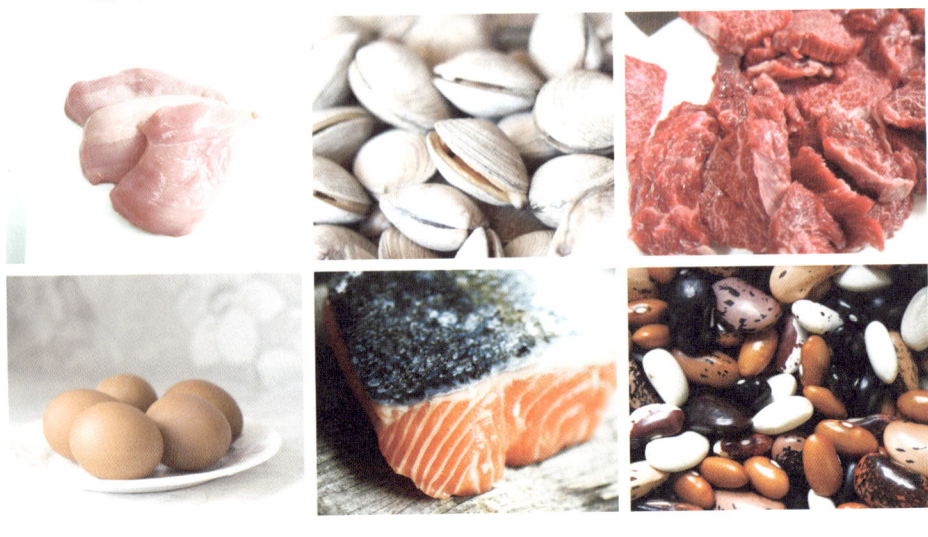

간식

 여러분들이 생각했던 간식과 제가 추천해 드리는 간식에 조금의 차이가 있을 수 있습니다. 제가 추천해 드리는 간식이 자신의 입맛에 딱 맞아서 먹는다기보다는 우리가 공부하는 데 도움을 줄 수 있는 식품이기 때문에 자꾸 먹어 버릇해주세요. 분명 여러분의 학습에 긍정적인 영향을 줄 겁니다. 공부하다 허기지고 집중력이 떨어졌을 때 추천해 드리는 식품을 잘 활용해 보시기 바랍니다.

견과류

 아몬드, 호두, 브라질너트, 땅콩 등의 견과류를 먹어 준다면 요깃거리가 될뿐더러 비타민E와 DHA가 풍부하게 들어있어 기억력을 향상시키는데 도움을 줍니다.

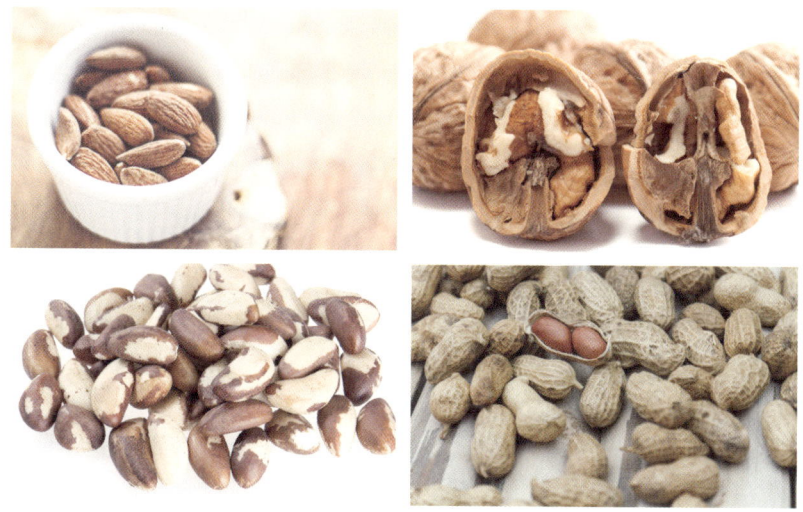

블루베리

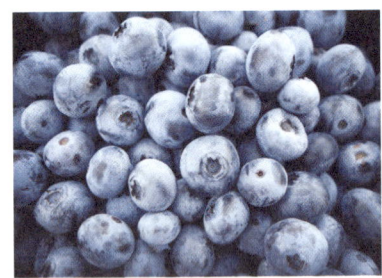

폴리페놀 성분의 일종인 안토시아닌이라는 성분이 풍부하게 들어있는데 이는 기억력 향상에 효과가 있으며 공부를 하느라 눈이 나빠진 학생에게 시력 개선 효과까지 있습니다.

다크초콜릿

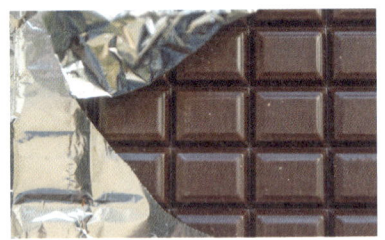

두뇌 회전에 도움을 주는 당분을 즉각 보충하기 위해서는 다크초콜릿을 이용하시면 좋습니다. 밀크초콜릿보다는 다크초콜릿이 좋다고 하며 기분이 좋아지는 효과까지 내니 일석이조입니다.

바나나

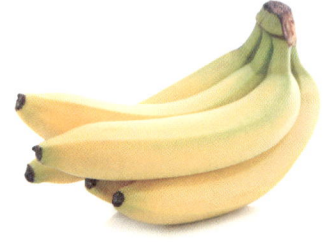

늦은 저녁 공부를 할 때 출출함을 느낄 때가 있습니다. 이 시간대에 출출함으로 인해 집중력이 떨어지는 경우가 많은데 이때 위에

부담을 덜 주면서 양질의 당분을 공급해주어 두뇌 회전에도 도움을 주는 음식이 바로 바나나입니다.

수능 당일
점심 도시락 메뉴 추천

점심 도시락 추천에 앞서 아침 식사에 대해서 한 번 더 강조 드리려 합니다. 아침은 수능 당일 오전 시험 컨디션에 영향을 줄 수 있으므로 꼭 챙겨 드세요. 아침은 수능 한 달 전 적어도 2주일 전부터는 먹는 습관을 들이셔야 합니다. 우리 몸이 적응하는 데 시간이 필요하기 때문입니다.

수능 당일 점심을 어떤 것을 먹느냐에 따라서 수능 성적에 영향을 줄 수 있는데 지금부터 당일 점심 도시락에 대해서 몇 가지 음식을 추천해 드리겠습니다. 제가 추천해 드리는 메뉴는 익숙하지만 컨디션 개선에 효과적인 식품입니다. 이를 참고하시어 시험장에서 최고의 컨디션을 발휘하시기 바랍니다.

잡곡밥

잡곡밥은 흰쌀밥보다 소화가 잘되는데요. 긴장하게 되는 수능 날 체하지도 않고 든든하게 먹을 수 있습니다.

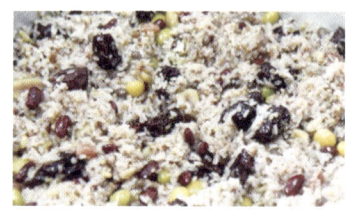

죽

죽은 소화가 잘되고 부담 없이 먹을 수 있는 음식입니다. 수능 당일 입맛이 없거나 무엇을 먹어도 체할 것 같다면 점심 메뉴로 '죽'을 추천해 드립니다.

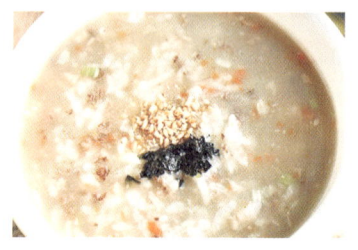

소고기뭇국

소고기에 들어 있는 다량의 단백질은 원기 회복과 기력 증진에 탁월 하며 무에 들어있는 다이스티아제는 소화흡수를 돕습니다.

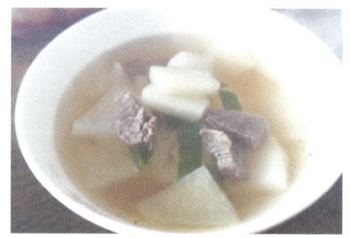

콩나물국

콩나물 콩에 들어 있는 레시틴은 수능생들의 맑은 두뇌를 유지하도록 돕고 콩나물 뿌리 부분에 들어있는 아스파라긴산은 피로 해소에 도움을 줍니다.

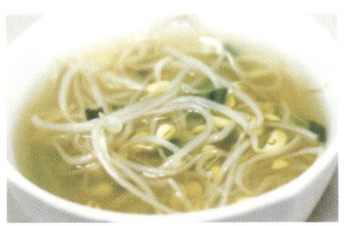

계란말이

계란에 들어 있는 단백질은 집중력과 기억력 향상을 도와주며 '계란말이' 하면 호불호가 적은 음식이기 때문에 부담 없이 싸갈 수 있는 메뉴입니다.

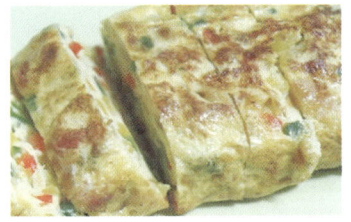

콩자반

검은콩에 들어 있는 레시틴은 두뇌 활동을 촉진시켜 줍니다. 기억력과 두뇌 활동 촉진이 필요하다면 '콩자반'을 추천합니다.

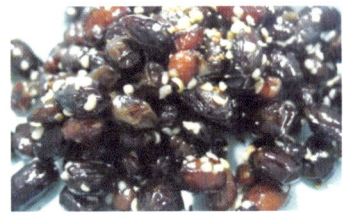

추가로 간식을 준비해 가시면 좋습니다. 시험을 보는 중에 공복감이 밀려와서 시험을 보는 데 방해를 받는다면 난감할 텐데요. 시험 사이사이에 공복감도 해결해 주면서 에너지 보충도 해줄 수 있는 초콜릿과 긴장감을 풀어줄 수 있는 따뜻한 차를 함께 가져가시면 좋습니다.

에필로그

너와 나의 바람

여러분 대부분은 들어가고 싶은 대학이 있을 겁니다. 그리고 그 대입 결과에 따라서 우리에게 지워지지 않는 꼬리표가 생깁니다. 그러므로 누구나 결과에 대한 두려움과 기대감을 동시에 갖고 있습니다. 어떤 날은 너무 혼란스러운 날이 있습니다. 시험을 기대했던 것보다 못 보거나 내 현재 상황이 기대했던 수준에 못 미침을 직시할 때 혼란스럽습니다. 반대로 또 어떤 날은 기대에 부풀어 심장이 두근거리기도 합니다. 무언가 앞으로 잘 풀릴 것 같은 생각이 드는 날은 기분이 너무 좋습니다. 이러한 두려움과 기대 사이에서 하루하루를 보내는 여러분이 대견합니다.

여러분의 마음속에 두 가지를 심어드리고 싶습니다. 첫 번째는 '초심 잃지 않기'입니다. 사람은 처음에 뜨겁게 결심을 합니다. 결심할 때는 그 마음가짐을 누구나 오래 가지고 가리라 다짐을 하고 그 열정이 식지 않으리라 생각합니다. 하지만 안타깝게도 이를 꾸준히 지켜나가는 이는 많지 않습니다. 어떤 이들은 삼일을 채 넘기지 못하고 초심을 잃어버리고 맙니다. 그러나 어떤 이들은 열정을 가지고 초심을 지키며 꾸준히 목표를 향해 나아갑니다. 이 둘의 결과는 분명히 다를 것입니다. 물론 우리의 결과에 영향을 주는 '운'이라는 변수는 항상 있습니다. '운'은 우리가 바꿀 수 있는 부분이 아닙니다. 우리가 할 수 있는 일은 그저 최선을 다하는 것입니다. 초심을 잃지 않고 그 열정을 가지고 꾸준히 해야 합니다.

두 번째는 '받아들이기'입니다. 제가 말하는 받아들임이란 것은 포기를 의미하지 않습니다. 앞으로 나아가기 위해서는 지금의 현실을 정확히 인지하고 받아들이는 것이 필요하며, 현실을 딛고 발전해 나가야 합니다. 너무 높은 곳만을 바라보는 것도, 자신을 낮추어 역량을 제한하는 것도 금물입니다. 지금 나의 현실에 대해서 있는 그대로 받아들일 줄 알아야 하며, 이를 토대로 내가 이룰 수 있는 범위 내에서 목표를 적절하게 설정할 줄 알아야 합니다.

초심을 잃지 않고 현실을 받아들이며 앞으로 나아간다면 지금보다 발전된 우리가 될 겁니다. 학생 여러분! 매 순간 힘내세요. 응원합니다!

수능점수 높여주는 운동법 & 생활습관

초판 1쇄 2020년 10월 30일

저자 조민해
발행인 윤승천
발행처 (주)건강신문사

등록번호 제 25100-2010-000016호

주소 서울특별시 은평구 가좌로 10길 26
전화 02)305-6077(대표)
팩스 02)305-1436 / 0505) 115-6077

인터넷 건강신문 www.kksm.co.kr / www.kkds.co.kr
한국의 첨단의술 www.khtm.co.kr

ISBN 978-89-6267-108-7 (03510)

◆ 잘못된 책은 바꾸어 드립니다.
◆ 이 책에 대한 판권과 모든 저작권은 (주)건강신문사에 있습니다.
◆ 허가없는 무단인용 및 복제·복사·카페·블로그·인터넷 게재를 금합니다.